事例でわかる

思春期・おとなの自閉スペクトラム症

当事者・家族の自己理解ガイド

編　大島郁葉

著　大島郁葉・鈴木香苗

Ψ
金剛出版

はじめに——大島郁葉

自閉スペクトラム症を知っていますか？

自閉スペクトラム症という言葉は、聞きなれない人も多いかもしれません。この本は、小さい頃ではなく、大きくなってから、もしくはおとなになってから、はじめて「自閉スペクトラム症」と言われた人たちが、どのように自分の「自閉スペクトラム症」を理解していけばよいのかを伝えるためのガイドです。

では、自閉スペクトラム症とはどのようなものなのでしょうか。

自閉スペクトラム症とは、簡単にいうと、

・人付き合いでマイペースになりやすく、流動的な（その場その場での臨機応変さが求められる）対人関係が苦手
・強いこだわりや、狭くて深い興味があること

といった特性によって、

・日常生活において、自分もしくは周囲が困っている

という状態をいいます[†1]。

このような特性や、その特性からくる困り感は、小さいときから目立っている場合もあれば（自覚はなくても周囲が気づく場合があるため）、大きくなってから、その特性が目立ったり、困り感が出る人もいます。

†1 自閉スペクトラム症の専門的な概念はＤＳＭ－５を参照してください（American Psychiatric Association, 2014）。

「アスペ」という言葉

アスペ、という言葉を聞いたことがあるでしょうか。アスペとは、「アスペル

ガー症候群」の略で、典型的な自閉症と呼ばれる人たちとは違って、おしゃべりで、対人関係にも積極的なことがありますが、それでも自閉症の人と同じような特徴を示す人たちの診断名です。「アスペルガー症候群」という言葉は、縮めて「アスペ」と呼ばれますが、今はアスペルガー症候群という言葉はなくなり、その代わりに、「高機能自閉スペクトラム症」と呼ばれるようになりました。この本では、自閉スペクトラム症のなかでも、いわゆるアスペルガーの人たちが事例として多く登場します。彼らは、乳幼児健診などのスクリーニングでは気づかれず、対人関係や行動が複雑になる思春期あたりまで、自閉スペクトラム症の特性や困り感が見えないことが多くあります。なぜなら、自閉スペクトラム症の人に知的発達の遅れがない場合、「自然」に見えてしまうことがあるからです（図1）。そのため、子どもの発達に不安や疑問をもつ保護者が専門機関などで相談をしても、専門家から「様子をみましょう」「ごく普通ですよ」「お母さんもあまり心配しないでのびのび子育てしてね」などと言われて、診断や支援の機会を逃してしまうことがあります。

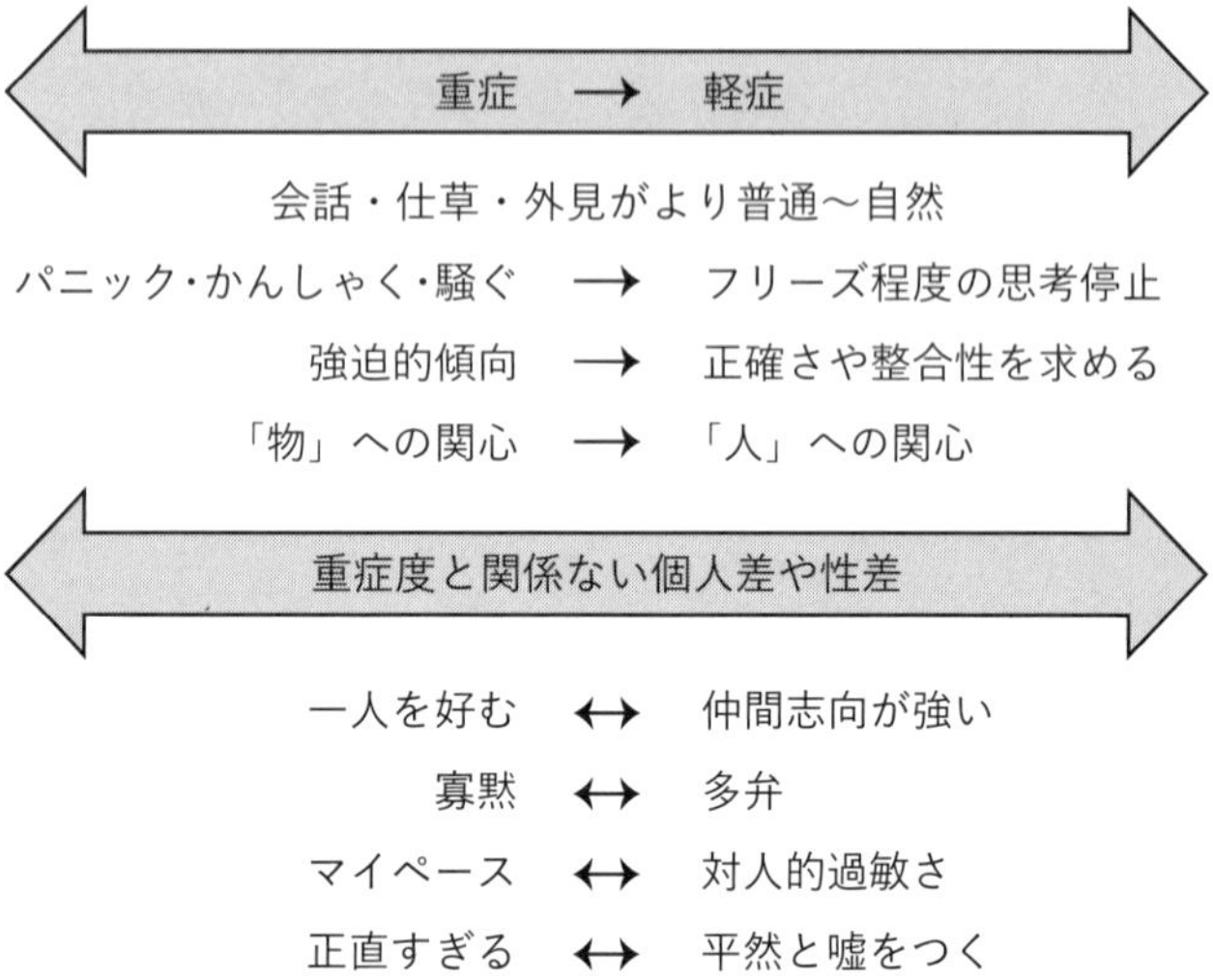

［**図1**］
自閉スペクトラム症をもつ人の個人差
（十一（2011）を改変）

小さい頃に
自閉スペクトラム症と言われなかった人たち

高機能自閉スペクトラム症の子どもは、小さい頃に診断されないことが多くあります。ある研究（神尾 2006）では、一〇歳以前に診断を受けて適切な対応をされている群は、一〇歳以降に診断をされた群と比べて、その後の社会適応がよいと報告されています。これは、診断された年齢が早ければ早いほど、支援や対応を早く始められるからです。

診断が遅れるということは、その子どもが「（自閉スペクトラム症ではない）普通の子」として育てられることを意味します。その場合、子どもは友だち付き合いでどうふるまったらよいのか混乱したり、「なんだか周りの子と自分は違う」と、自分がどこかおかしいような、欠陥があるような気分になったりすることがあります。そういった状態が続くと、子どもは、自尊心が低くなったり、強い不安をもちつづけることになったりします。そのプロセスを図2に記しました。

一方、小さい頃に自閉スペクトラム症と診断された子どもは、親といっしょ

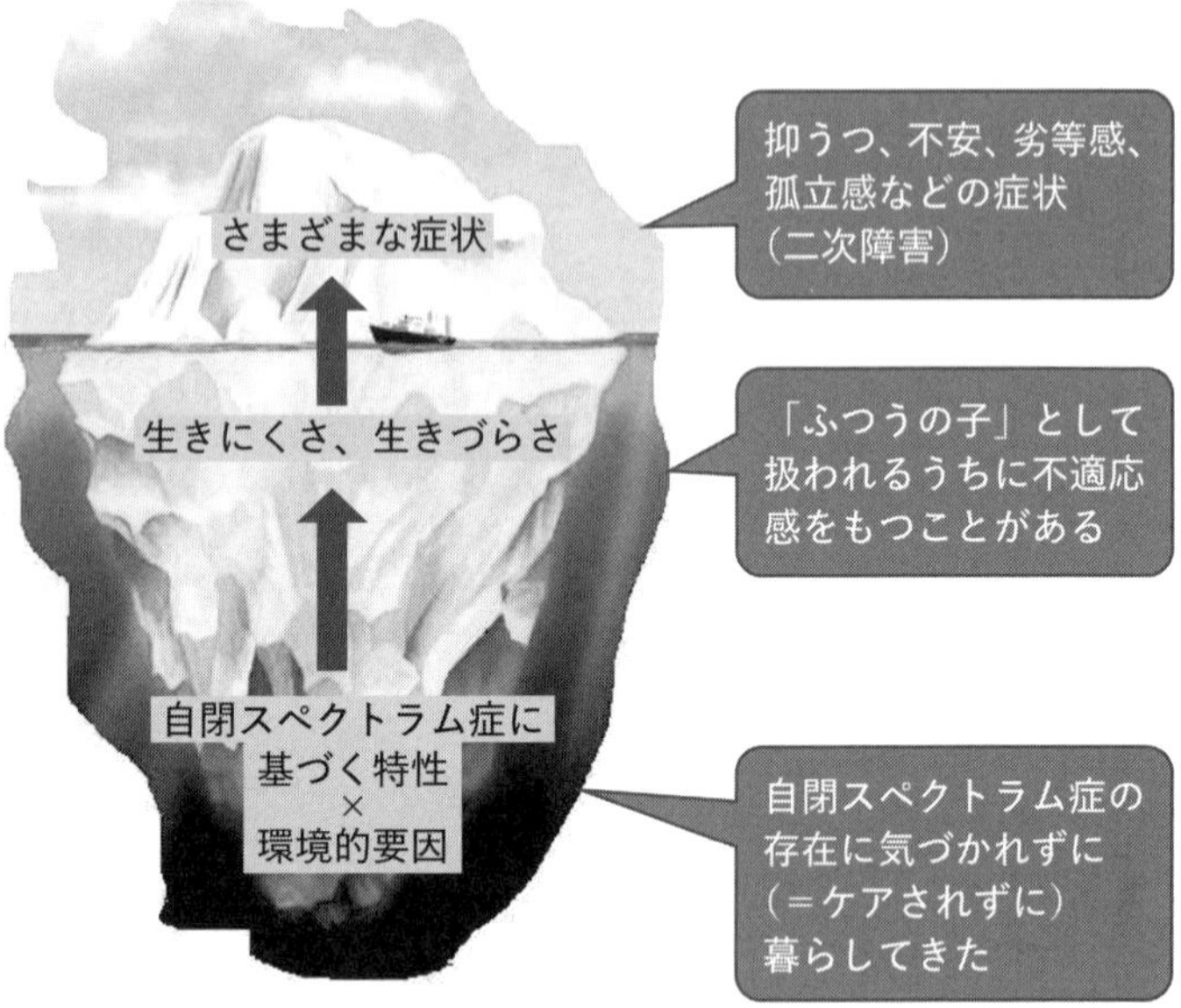
さまざまな症状
生きにくさ、生きづらさ
自閉スペクトラム症に
基づく特性
×
環境的要因
抑うつ、不安、劣等感、
孤立感などの症状
（二次障害）
「ふつうの子」として
扱われるうちに不適応
感をもつことがある
自閉スペクトラム症の
存在に気づかれずに
（＝ケアされずに）
暮らしてきた

［**図2**］
診断されていない自閉スペクトラム症の子どもの不適応のプロセス

に、どのように適応行動を増やすかを学ぶ「療育」を受けることが多くあります。「療育」の多くはコミュニケーションや生活のスキル訓練を含んでおり、トレーニングの要素が強い支援と言えます。一方で、思春期くらいまで自閉スペクトラム症だと気づかれなかった人の支援は、社会適応を上げるためのトレーニングをいきなり始めるのではなく、自分がどのような自閉スペクトラムの特性をもっているかを理解し、苦手なところを補うアプローチになります。たとえば、おとなになってから自閉スペクトラム症と診断された人は、すぐにコミュニケーションスキルを上げるトレーニングを始めるよりは、これまでとは別のコミュニケーションの仕方を身につけるほうが現実的です。

このように、いつ自閉スペクトラム症とわかるかによって、何を支援するかということが変わっていきます。

一般的に、大きくなってから自閉スペクトラム症と診断された人たちは大変です。本人も周囲も、診断の受け入れはもちろん、自閉スペクトラム症とは何かを急いで学ばなくてはならず、福祉や心理サービスの利用も検討しなければならない場合もあります。さらには、これまでずっと続いていた不適応によって、抑うつ・不安などの二次障害を発症していることも多くあります。したがって、二次障害の治療をしながら、自分の自閉スペクトラム症の特性を理解し、さらには必要に応じてサポート施設を探したりと、やることが山のようにあるのです。

自閉スペクトラム症の診断や支援は早いに越したことはありません。しかし、さまざまな理由によって、そのような機会を逸する場合が現実には多くあります。

この本の構成

この本は、次のような三つのパートで構成されています。

- 自閉スペクトラム症の診断のプロセスや特性について知る（第1・2章）
- 自閉スペクトラム症をもつ人たちの事例からまなぶ（第3・4章）
- 自閉スペクトラム症の当事者の声を知る（第5章）

最初は、高機能自閉スペクトラム症の人たちがどのようなきっかけで、どのように診断されるのか、そして自閉スペクトラム症の「特性」とは何なのか、という一般的な基礎知識を示します。次に、大きくなってから自閉スペクトラム症と診断された思春期から成人までの事例を紹介します。最後に、当事者の方が書いてくれた手記を紹介したいと思います。

この三つのパートは、つながってはいますが、どの章からも読むことができます。

読者の皆さんにはこの本のなかから、自分に必要なところを読んでいただけたら幸いです。

†参考文献

American Psychiatric Association［日本精神神経学会＝監修］（2014）『ＤＳＭ－5 精神疾患の診断・統計マニュアル』医学書院

神尾陽子（2006）「早期発見と診断法」『日本臨床』65；477-480

十一元三（2011）「広汎性発達障害」『ＴＥＸＴ精神医学』南山堂［pp.300-307］

目次

第1章

思春期以降の自閉スペクトラム症を理解する

鈴木香苗

「普通」であることと「幸せ」になること

あなたが自分は「自閉スペクトラム症」かもしれないと感じたのはいつでしょうか？　どういうところから自分が自閉スペクトラム症かもしれないと感じたのでしょうか？　この本を読んでいる人のなかには、幼い頃から長い間、「周りと自分はどこか違う」と違和感をもって生きてこられた方もいるかもしれません。周りの人と自分はどういうところが違うと思いますか？

「人と違う」ということは、人を不安にさせます。診断を受ける前や診断を受けたばかりの自閉スペクトラム症の人から、「周りの人と違うのは嫌だ。普通になりたい」という言葉をよく聞きます。「なぜ普通になりたいの？」と尋ねると、「もし普通になれたら、もっと幸せだと思うから」と答えます。「普通」、つまりほかの人と同じであれば幸せに生きていけると考えるようです。ですが、本当にそうなのでしょうか？

利き手、きょうだいのうち何番目に生まれるか、どの時代に生まれるか……この世の中には、自分の力ではどうにもできないことがたくさんあります。みなさんは、これらの性質のうち、どれをもっていると一番幸せな人生を歩めそうだと思いますか？　右利きのほうがいい、長男として生まれるほうがいい……この問いに答えを出すことはできません。生まれつき決まっていて自分ではコントロールのできないこれらの性質には、良い悪いという評価ができないからです。これらの性質をもつかもたないかということと、その後に幸せな人生を歩むかどうかはまったく無関係です。

自閉スペクトラム症の特性部分を指す「自閉スペクトラム」にも同じことが言えるでしょう。「自閉スペクトラム」とは、生まれつき脳の神経ネットワークの発達が少数派の脳のタイプをいいます。「自閉スペクトラム」の脳のタイプであることと、幸せな人生を歩むこととは別のものです。「自閉スペクトラム」であるから、これからの人生が暗く、苦しいものになるということはありません。「自閉スペクトラム」でなくても、大変な人生を歩んでいる人はたくさんいます。

わたしたちのなかにある自閉特性

自閉スペクトラム症は英語でAutism Spectrum Disorder（オーティズム・スペクトラム・ディスオーダー）といいます。専門家のなかでは、頭文字を取ってASD（エー・エス・ディ）と呼ばれています。

ASDの「D」はどのような意味でしょうか。D、つまりDisorder（ディスオーダー）は、日本語では「障害」と訳されます。よく似た表現にDisease（ディズィーズ）という言葉があります。これは、日本語で「疾患」という意味です。Disorder（障害）とDisease（疾患）は一見似たような単語ですが、その違いにはとても重要な意味があります。疾患は、その人の血液などのある成分の値が基準値以上だった場合、つまり生物学的な基準に基づいて診断されます。一方で障害は、その人が生きていくなかで、妨げになったり生きづらさにつながるかどうかで診断されます。日常生活で支障がなく生きづらくない状態であれば、それは障害とは言えないことになります。

わたしたちは、自閉スペクトラム症の診断を受けた人たちの「D」、Disorder

の部分を、もっと小さくできると考えています（図1）。「D」が小さくなっていくということは、自閉スペクトラム症が障害ではなくなることを意味します。「D」が小さくなると、残るのは自閉スペクトラムという性質になります。これを一般的に、「自閉特性」といいます。自分自身の自閉特性の理解が不足していたり、周囲の人たちの理解がない環境に置かれると、「D（Disorder）」の部分が目立つようになります。自閉特性にはさまざまなものがあり、一部は誰にでも当てはまります。診断があるなしにかかわらず、わたしたちのなかにある自閉特性に気づくことで、自閉スペクトラム症の理解は深まっていきます。

「スペクトラム」は日本語で「連続体」という意味です。連続体、つまり「ひとつながりのものである」ということです。虹の色を想像するとわかりやすいでしょう。虹は色の淡い部分から濃い部分までグラデーションになっています。一般的に、虹は七色あると言われていますが、それは人間が虹を見たときに認識できる色の数がおよそ七つだからです。実際には、虹はきっちりと七色でできているのではなく、無限の色からできあがっています。しっかり目を凝らして見てみても、虹の色の境目を見分けることは難しいでしょう。

これを自閉スペクトラム症の人に当てはめて考えてみます。色の淡いところ

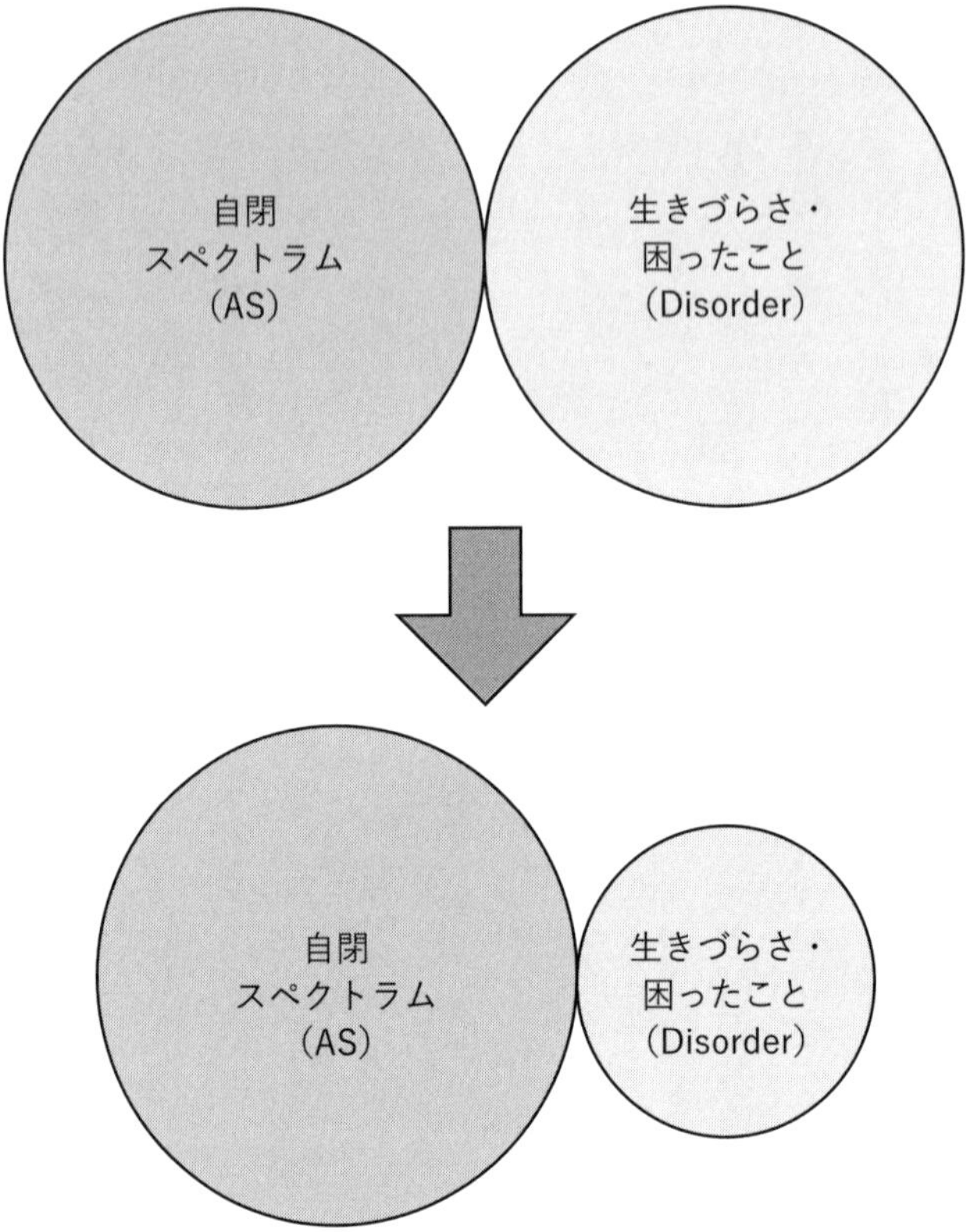

［**図1**］
自閉スペクトラム症の「自閉特性」と「障害」の関係

は自閉スペクトラム特性が薄い人、色の濃いところは自閉スペクトラム特性が濃い人ととらえることができます。また虹の色合いは、場所によって、青みの強いところもあれば、黄色やオレンジ色に見えるところもあります。それぞれの色は、人によって好みはありますが、どの色が良くて、どの色が悪いという比較はできません。自閉特性も同じです。自閉特性にはさまざまなものがありますが、良い特性や悪い特性という言い方はできないのです。すべての自閉特性に、強みの側面と弱みの側面があります。わたしたちはみんな、そのような自閉特性のグラデーションの上のどこかにいます。健常な人と自閉症の人というように、くっきりと境界線を引くことはできないのです。自閉スペクトラム症と診断された人も、わたしたちはみんな同じ地平の上に立っていない人も、支援者や専門家でさえも、わたしたちはみんな同じ地平の上に立っているのです。七色と言われている虹が実際には無限の色でできているように、自閉特性の内容もまた色とりどりで、バラエティに富んでいます。そういったさまざまな特性の濃淡が、わたしたち一人ひとりの個性をつくりだしているのです。

自閉スペクトラム症の診断をもちながら、活き活きと生きている人たちはたくさんいます。彼らはよく「最初は自閉特性が悪い性質だと思っていた。けれど今はとても親しみがある。そして愛着もある。もうこの性質を捨てたいとは思いません」と言います。彼らはどのようにして自閉特性に親しみや愛着をもつようになったのでしょうか。彼らは、自閉特性が自分の性質の一部であると考えています。全体ではなく、一部なのです。

では、自閉特性はどんなものでしょうか？　その特性とどう付き合っていけばいいのでしょうか？

自閉特性の三つの側面

バラエティに富んでいる自閉特性を、ここでは認知の特性、行動の特性、感覚の特性と、大きく三つに分けて考えてみます（表1）。

「認知」とは、物事をどうとらえるかということです。たとえば、自閉スペクトラム症の人のなかに、「あれ」「これ」といった指示語や、「適当に」「ほどほどに」といったあいまいな表現がわかりにくいと感じる人がいます。また、細かな部分に注目しすぎてしまい、重要な部分を見落としやすい人もいます。こ

［**表1**］
認知の特性／行動の特性／感覚の特性

特性		周りから見たときのわかりやすさ	例
認知	物事をどうとらえるか	目では見えにくいため、周りの人にはわかりにくい	• 指示語、あいまいな表現を理解しにくい • 細かな部分に注目する
行動	言葉や態度	目に見えるので、わかりやすい	• 丁寧な話し方をする • ゲームや本などに集中しすぎる • 何をするにも行動がゆっくり
感覚	視覚、聴覚、味覚、嗅覚、触覚など	それぞれの感覚をどの程度にとらえているかはわからないが、行動に表れればわかりやすい	• 蛍光灯の明かりがとてもまぶしいので、サングラスをかける（視覚） • 苦手な生地の洋服を着ると肌に痛みを感じる（触覚） • 突然鳴る音や大きな音を聞くとパニックになる（聴覚）

れらは、自閉特性のうち認知の特性の一部と言えます。

次に「行動」とは、一般的には実際に言葉や態度で示されるものです。認知と比べると、行動は周りの人が観察することができます。一方で、認知はその人の内側で起こっているため、周りの人には見えません。たとえば、自閉スペクトラム症の人のなかには、普段の話し言葉がまるでニュースキャスターのように丁寧な言葉遣いの人もいます。また、会話のときに、表情の変化があまりない人もいます。これらは、周りの人が見たり聞いたりしてとらえることができる、自閉特性のうち行動の特性からくるものです。

「感覚」には、視覚、聴覚、味覚、嗅覚、触覚などのさまざまな種類があります。自閉スペクトラム症の人は、これらの感覚が、多数派の人とは異なっていると言われています。感覚の特性は、その人自身の感じ方という意味では、認知のように周りの人にはわかりにくいものですが、感覚の特性によってある行動をやりすぎてしまったり、逆にある行動を避けたりといったように、周りが観察できる特性でもあります。ある研究によれば、自閉スペクトラム症と診断された人の六割から九割近くに、このような感覚の特性があると言われています。

このように、自閉特性にはさまざまなものがあり、周りの人が見てわかる特性もあれば、見ただけではわかりにくい特性もあるのです。そして、これらの特性は互いに影響し合っています（図2）。

診断を受けるということ

あなたは普段の生活で体調がすぐれず、熱や吐き気、咳、鼻水の症状が続いているとき、どうしますか？　安静にしたり、栄養のある食べ物を食べたりしても体調が良くならないときはどうするでしょうか？　まず病院を受診する人が多いでしょう。するとと医師から「今、流行っている風邪ですね」と言われたとします。いっしょに薬を処方されるかもしれません。病院に行く前から、自分でもたぶん風邪だろうと思っていても、なかなか症状が良くならないと「何か悪い病気かな」と心配になるものです。医師から診断を受けることで、「なんだ、流行りの風邪か。そういえば隣の席のAさんが風邪だって言ってたっけ」と、自分の症状の理由がわかって安心するわけです。診断があると、この後どのような治療を受けたらいいのかというアドバイスをもらうことができます。そしてこれからの見通しが立ちます。診断を受けるということは、これからどの

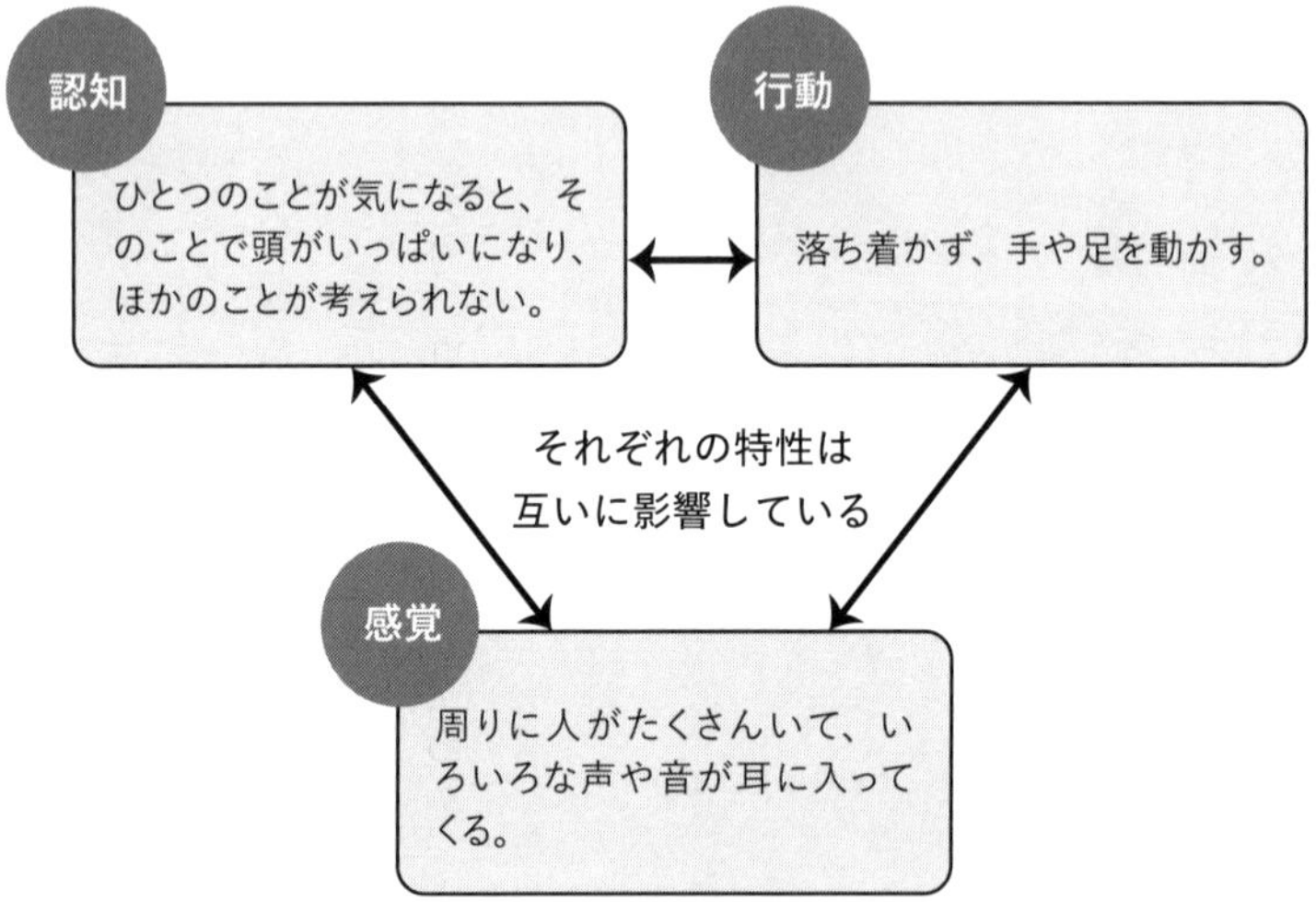

［図2］
自閉スペクトラム症の認知・行動・感覚の特性は互いに影響している

ような治療を受けたらいいのか、どのように過ごしたらいいのかといった見通しを立て、安心につなげるための大切な作業と言えます。

自閉スペクトラム症の診断の場合はどうでしょうか。自閉スペクトラム症は、生まれながらの脳のタイプですから、風邪などの一時的な病気とは異なります。しかし、診断を受けることの意味は重なる部分が多いでしょう。自閉スペクトラム症の診断を受けることで、自分自身のことがわかり、周囲からどのようなサポートを得たらいいのか、そしてどのように生活していったらいいのかという対応方法を知るヒントになります。こうして将来への見通しを立てることにつながるのです。

支援・治療までのプロセス

では、自閉スペクトラム症はどのようなプロセスを経て診断に至るのでしょうか。風邪などの身体に関する病気であれば、病院へ行き、血液検査、血圧、脈拍などの数値や、エックス線、ＭＲＩ画像などの客観的な情報をもとに診断されます。しかし自閉スペクトラム症においては、これらの数値や画像といった情報に基づいて診断を確定する技術は、今のところ開発されていません。さまざまな情報に基づいて、最終的な診断は世界中で使われている診断マニュアル〔†1〕をもとにして、医師が行います。自閉スペクトラム症の支援を専門としている医師は、病院だけではなく、さまざまな相談機関、たとえば、療育センター、発達障害者支援センター〔†2〕、行政で行っている発達相談、民間の発達専門機関などに勤務しています。この本では、自閉スペクトラム症の診断を受ける施設として最も一般的な病院を取り上げ、そこでの診断プロセスについて紹介していきます。

自閉スペクトラム症の診断技術は、現在、世界中で研究が進んでいます。近い将来、技術の進歩によって、診断の方法が大きく変わる日がきっと来ることでしょう。それでは現時点で、自閉スペクトラム症の診断にはどのような情報が使われるのでしょうか。自閉スペクトラム症を診断するまでのプロセスをひとつずつ見ていきます（図3）。

①生育歴・病歴・家族歴

まず、とても大切な情報として「生育歴」というものがあります。生育歴と

†1 DSM－5
『DSM－5 精神疾患の診断・統計マニュアル』(American Psychiatric Association, 2014)。

†2 発達障害者支援センター
発達障害者支援法の施行により、各都道府県および政令指定都市に配置されている施設。所内には、心理士、精神保健福祉士、言語聴覚士、社会福祉士、医師などの専門家が勤務し、発達支援、相談支援、就労支援、普及啓発・研修に取り組んでいます。ただし、地域によっては医師が勤務していない場合があります。

は、その人が母親のお腹のなかにいたときから今までの身体や心の発達に関する情報をいいます。これまでの研究のなかで、多くの自閉スペクトラム症の人の幼い頃に共通して見られる症状があることがわかってきています。たとえば、視線が合いにくい、他の子どもに対してあまり興味がない、呼んでも振り向かないといった行動です。生育歴を細かく聴いていくことで、その人に、一般的な自閉スペクトラム症の人の幼少期に見られる症状がどのくらいあったかを判断していきます。当てはまる部分が多ければ、自閉スペクトラム症の可能性が高いということになります。

また、あわせて「病歴」という情報も聴き取ります。病歴というのは、その人にこれまでどのような病気や怪我があったのかということに関する情報です。ある病気や怪我をきっかけに気になる症状が突然出てきたのならば、それは自閉スペクトラム症が原因ではなく、他の病気が理由となっている可能性が高いかもしれません。病気や怪我であれば、その症状を根本的に治す薬や治療法があるかもしれません。誤った治療を行わないためにも、病歴を聴くことはとても大切なのです。また、うつや不安といった症状は、もしかしたら根っこの部分で、自閉スペクトラム症が関連しているかもしれません。なぜなら、自閉ス

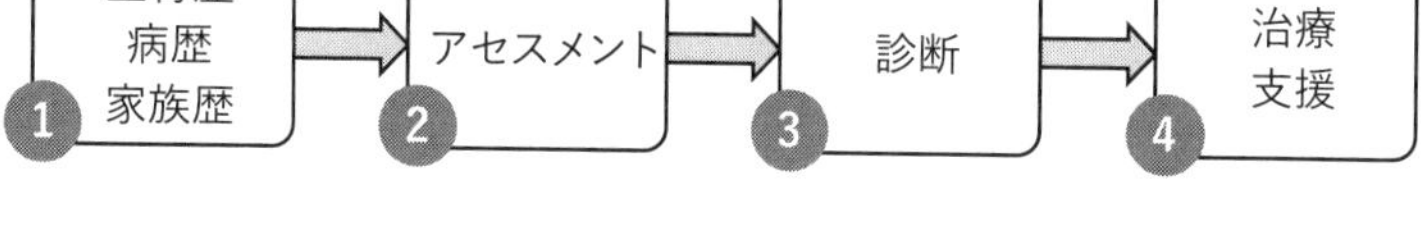

[図3]
自閉スペクトラム症の診断プロセス

ペクトラム症の人は、日常生活でさまざまなストレスをほかの人よりもたくさん受けていることが多く、そのことがうつや不安といった症状を引き起こす場合もあるからです。実際、気分が落ち込んだり、やる気が起きないなどのうつ症状で病院を受診して、うつ病の診断を受けている自閉スペクトラム症の人も多くいます。しかし、うつや不安の症状も、病歴の情報を集めるなかで、関連する要因をもとに総合的に判断していかなければなりません。

「家族歴」も重要な情報です。家族歴とは、本人と血のつながった人たちが過去にかかった病気、また現在の健康状態の情報をいいます。自閉スペクトラム症の人のきょうだいや親、親のきょうだい、さらに祖父母、祖父母のきょうだいに、自閉スペクトラムの性質が見られることがあります。今から数十年前は自閉スペクトラム症という診断名はありませんでしたから、当時は、人付き合いが苦手な人、変わった人と言われていたかもしれません。こういった世代を超えた家族の情報も、診断のために必要となります。

②アセスメント

次に「アセスメント」を行います。アセスメントとは、何が問題で、何を解決しないといけないのかを明らかにすることをいいます。一般的な病気では、どんな症状があるかといった病気の徴候や、血圧、脈拍、血液などの情報がアセスメントの対象になります。自閉スペクトラム症のアセスメントでは、本人だけでなく、本人を取り巻く「環境」も重要な情報となります。なぜなら専門家は、今、本人が抱えている生きづらさは、その人のもともとの特性と周りの環境から受ける刺激とが、複雑にかけ合わさった結果、起こっていると考えるからです。本人の反応だけをどんなにくわしく分析しても、その人が置かれている環境を知らなければ、その人の生きづらさを理解することはできません。また診断後の治療や支援においても、対象は本人だけではありません。周りの環境にも働きかけていきます。

本人のアセスメント

さきほど、自閉スペクトラム症では血液や画像などの数値で判断する技術がまだ開発されていないという話をしました。このような技術とは異なりますが、実は、自閉スペクトラム症の診断でも、数値をもとに判断する方法があります。どのような症状があるのかを、インタビューでの検査を通じて数値にして判断する方法です。この方法として有名なものが、ADI－R（エーディーアイ・アール（自閉症診断面接検査 改訂版））[†3]とADOS－2（エードス・ツー（自閉症観察検査 第2版））[†4]です。ADI－Rはすでに述べた生育歴について、特に自閉スペクトラム症に関する症状をくわしく質問する面接法です。決められた質問の内容にそって専門家が聴き取りを行い、答えた内容を数値に変換して評価します。これまでの研究のなかで、このADI－Rの総合点がある得点以上の人は自閉スペクトラム症の可能性が高いという基準が定められています。この基準を専門用語でカットオフ・ポイントといいます。このカットオフ・ポイントを超えるくらいに幼少期に多くの症状が認められた場合、自閉スペクトラム症の可能性が高いと言えます。ADOS－2もインタビューによる評価ですが、質問に答えるだけではなく、そこでの検査者とのやりとりを、検査者が観察して評価をしていきます。このADI－RとADOS－2は、もともとアメリカで開発されたものです。近年、日本語に翻訳されたものが発売され、国内の医療機関でも少しずつ導入が始まっています。

†3 ADI－R
Autism Diagnostic Interview-Revised

†4 ADOS－2
Autism Diagnostic Observeation Schedule Second Edition

環境のアセスメント

「環境」は、その人を取り巻く外側の世界すべてを指します。そこには、家族、生活習慣、住居、経済状況、学校、職場などに関する情報が含まれます。なかでも家族が本人の人生に与える影響は非常に大きいため、家族の機能は重要なアセスメント項目です。具体的には、本人と父親、本人と母親、本人ときょうだい、本人と祖父母などのように、本人と関わりの深い人たちとの関係についてみていきます。たとえば「あなたのお父さん（お母さん）はどんな人ですか？」といった質問によって、本人がそれぞれの家族の性格をどのようにとらえているかを知ることは、家族関係を評価するヒントになります。さらに、幼い頃に親から受けた関わりのなかで、思い出せる代表的なエピソードを中心に聴き取ることで、これまで家族が本人に対してどのように接し、しつけを行ってきたかといった養育の環境についても評価します。特に、自閉スペクトラム症のアセスメントのなかでは、家族が本人の自閉特性をどのようにとらえ、どのように接してきたかということも重要な情報となります。

③診　断

ここまでの情報を総合して、医師は自閉スペクトラム症と診断することが本当に正しいのかどうかを判断します。自閉スペクトラム症の原因はいまだわかっておらず、他の病気と違い、数値だけから診断を行うことができません。そのため、これまで述べたようなさまざまな情報を総合することで、しっかりとした根拠をもとに診断を確定します。医師は、自閉スペクトラム症の診断を本人に伝えるときには、なぜその人が自閉スペクトラム症なのかという根拠も伝える必要があります。根拠をもとに診断を受けることは、その先にどのような治療があるのか、そしてどのような支援が必要となるのかについて考えるための大切なステップとなります。

④治療・支援

自閉スペクトラム症には、今のところ、自閉特性そのものをなくす治療法はありません。自閉スペクトラム症を「治す」ことができないのなら、診断を受ける意味はどこにあるのか、と思うかもしれません。自閉スペクトラム症の症状は、日常生活のさまざまな場面で、「困ったこと」として現れます。この状態は、自閉スペクトラム（ＡＳ）の特性にDisorderが加わったＡＳＤの状態と言えるでしょう。一方、自閉スペクトラム症の支援では、自分に合った、困ったことへの対応の仕方を見つけることを目指します。この対応の仕方を専門用語で「コーピング」といいます。人生のなかで、人はたくさんのコーピングを身につけて生きています。コーピングがあることは、その人の「強み」の部分とも言えます。自分には強みなどないと思われる方もいるかもしれません。しかし、強みがまったくない人はいません。ただ自分の「強み」に気づいていない人はとても多くいます。生育歴を聴いていくなかで、またアセスメントを通じて、その人の「強み」が見えてきます。その人が難しい状況のなかでどのように生き抜いてきたのかがわかります。自閉スペクトラム症はとても多種多様で、十人十色です。個性に合わせた治療計画を練るためには、その人の強みとなる部分をたくさん見つけることが大切です。

強みと弱み

診断に至るプロセスのなかで、その後の治療や支援につながるその人の「強み」という大切な情報が見つかることがわかりました。その一方で、アセスメントを通じて生育歴などの情報を細かく聴いていくなかで、その人の不得意な部分、「弱み」も明らかになります。不得意な部分がはっきりとするというのは、あまり心地よいことではないかもしれません。しかし、対応方法がわかれば、これまで不得意と思っていたことを、もう少し楽に行うことができます。「弱み」というのは、自閉スペクトラム症の人に限らず誰にでもあるものです。「弱み」に対しては、比較的できていることや「強み」でカバーしていきます。

知能検査からみた強みと弱み

自閉スペクトラム症の診断を受けるために医療機関に行くと、アセスメントのなかで知能検査を受けることが多いでしょう。代表的な知能検査に、ウェクスラー式知能検査というものがあります。年齢によって区分されており、五歳から一六歳であればＷＩＳＣ（ウィスク）、一六歳以上であればＷＡＩＳ（ウェイス）を用います[†5]。

このウェクスラー式知能検査では、総合的な数値としてＩＱ（アイキュー（知能指数））だけでなく、言語や動作などさまざまな側面の得意と不得意がわかります。たとえば、検査結果がグラフで描かれた報告書を受け取ることが多いでしょう。検査を受けた人が、ある領域で難しい課題にすばやく正確に答えると、グラフではその領域が凸部分として描かれます。グラフを見ると強みと弱みがよくわかります。この結果から弱みを強みでカバーするようなコーピングを見つけられたらいいのですが、知能検査だけでその人の強みと弱みをすべて把握することはできません。なぜなら、知能検査には表れない、その人の強みと弱みがあるからです。知能検査の結果は数値で示されてわかりやすく、結果に一喜一憂してしまいやすいという落とし穴があります。日常生活での強みと弱みの多くは知能検査の結果に表れないのだということを頭の片隅に置いておくだけで、数字に振り回されることが少なくなります。その人の強みと弱みは、さまざまな情報から総合的に判断されるべきものなのです。

†5　ウェクスラー式知能検査
最もよく使用されている知能検査。検査を受ける人と検査者が1対1で実施します。正式名称は、Wechsler Intelligence Scale for Children（WISC）、Wechsler Adult Intelligence Scale（WAIS）といいます。

加えて、お伝えしておきたいことがあります。知能検査の結果だけで、その人が自閉スペクトラム症かどうかを判断することはできないということです。知能検査の結果からわかるのは、あくまでこの検査で測ることができる数値にすぎません。心理学の分野では、個人の知的能力は生涯を通じて大きく変化することがないと言われています。しかし実際には、知能検査の結果は、検査を受けているときに疲れていたり緊張していたりすると変動することがよくあります。数値はあくまで目安です。数値に一喜一憂しないようにしましょう。知能検査を受けたら、その結果を日常生活にどのように活かしていったらいいのか、検査を行った専門家に聴いておくことが必要です。

自閉スペクトラム症の診断を受けるということ

さきほど自閉スペクトラム症の診断に使用する検査としてADI－RとADOS－2を紹介しました。そこで、カットオフ・ポイントという基準があることを説明しました。それでは、検査の結果、カットオフ・ポイントを超えていなかった場合、自閉スペクトラム症の診断は必要ないのでしょうか。「カットオフ・ポイントを超えなかったから大丈夫」というものではありません。自閉スペクトラム症の診断を受けることがどういう意味をもつのかを、ここでもう一度考えてみましょう。

自閉スペクトラム症のカットオフ・ポイントを大きく超えていても、日常生活であまり困らない人はいます。一方で、カットオフ・ポイントを超えていないのに、日常生活のなかでとても困ることが多く、生きづらさを抱えている人もいます。数値上で自閉スペクトラム症の症状がどれだけ重いのかということと、実際にどれだけ困っているのかということは、必ずしも比例の関係にはありません。

診断を受けるということの最も大きな意義は、社会資源を利用しやすくなることにあります。社会資源というのは、社会の制度やサポート施設などのことです。たとえば、自閉スペクトラム症などの発達障害の診断を受けると、精神障害者保健福祉手帳[†6]を取得する権利を得られます。手帳を取得すると、税金、公共料金、公共交通機関運賃の割引などのさまざまなサポートが得られます。自閉スペクトラム症の診断があることで利用できる社会的なサービスや支

†6　**精神障害者保健福祉手帳**
精神科の受診から半年以上が経過している必要があります。そのほか、交付の判定基準は各自治体によって異なります。

援があるのです。

グレーゾーンの考え方

自閉スペクトラム症には、グレーゾーンという考え方があります（図4）。この本の読者のなかには、実際に「グレーゾーン」と医師から言われたという人もいるかもしれません。グレーゾーンは正式な診断名ではありません。確実な診断がつく人と、まったく診断がつかない人の間、という意味で使われています。しかし、このグレーゾーンという考え方は、診断を受ける人にとって、あまり多くの情報を与えてもらえないという側面があります。そもそも自閉特性がある程度あっても、自分も周囲も困っていることが特にないのならば、必ずしも診断が必要とは言えません。診断は、生活のなかで困ったことがあるのかないのか、つまり自閉特性に生きづらさがどのくらい加わっているのかによって確定されます。そして自閉スペクトラム症の症状はスペクトラムになっているため、診断がつかない人でも、一部の症状が当てはまることがあります。グレーゾーンには、どこまでが白でどこからが黒なのか境目はありません。みん

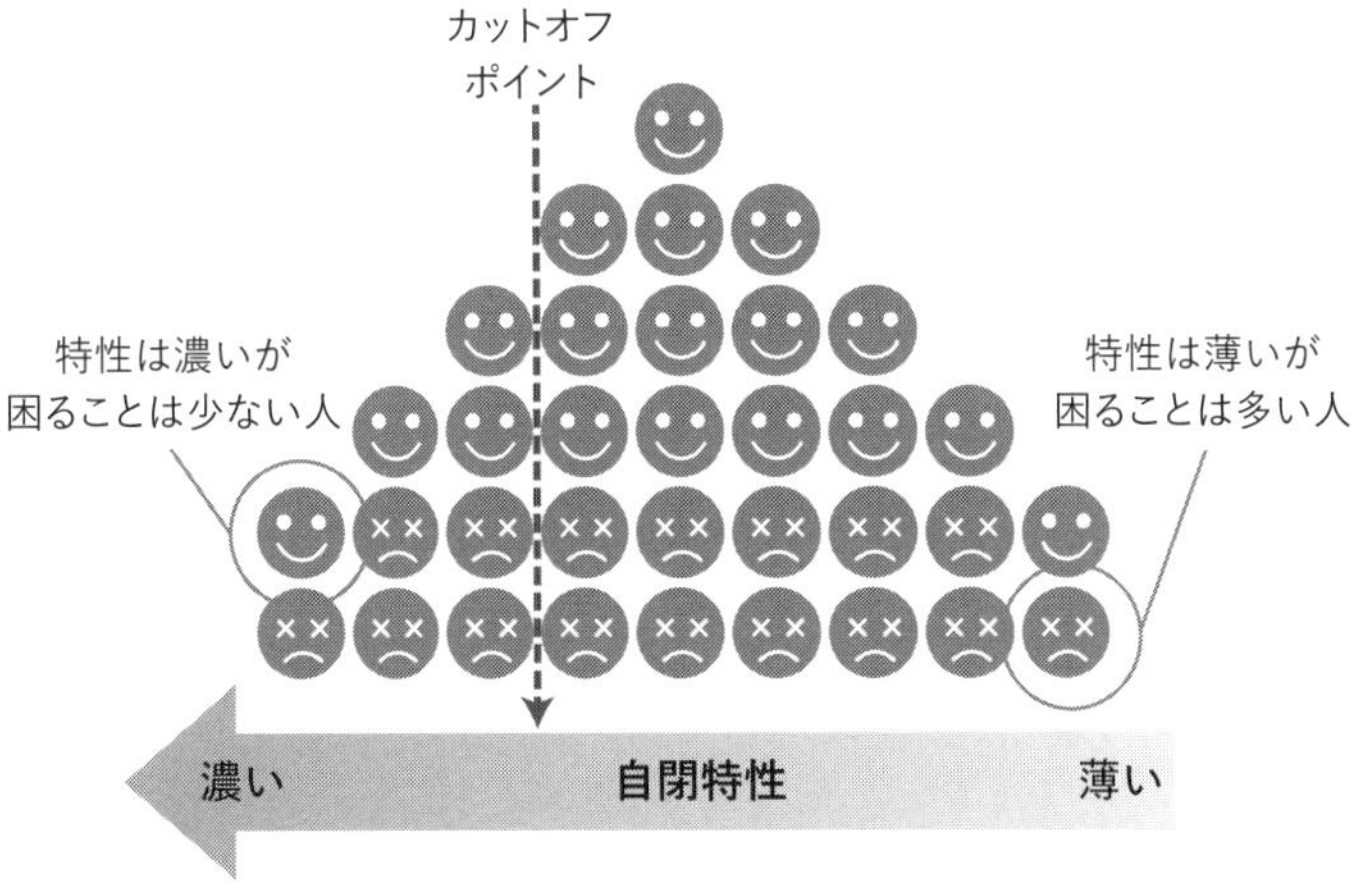

［図4］
自閉特性の濃淡と生きづらさ

ながが何らかの症状をもっていると考えれば、グレーゾーンのなかに、ほぼすべての人たちが当てはまってしまいます。専門家からグレーゾーンと伝えられたことで、必要な治療や支援が受けられず、長きにわたって困ったことを抱え、大人になってからうつや不安の症状で苦しんでいる人に、わたしたちはたくさん出会ってきました。もしもグレーゾーンと伝えられていたら、もう一歩踏み込んで、自分のどの部分が自閉スペクトラム症の症状に当てはまり、どの部分が当てはまらないのかを、専門家の力も借りながら、考えてみる必要があるでしょう。

診断告知を受けるということ

「診断告知」の話題は、自閉スペクトラム症の専門家たちにとっても、本人の周りの人たちにとっても関心の高い領域です。幼少期に診断を受けた場合、まだ幼い本人に診断名を伝えたとしても、その意味を十分に理解することができません。そのため保護者が本人に代わって診断内容を聞き、本人がある程度成長し、診断の意味を理解するまで診断告知を待つことになります。臨床現場にいると、告知をいつにするか、誰がするのか、どのようにしたらよいのかということについてよく相談を受けます。あなたは告知についてどのように考えますか？　いつ、誰に、どのように告知をしてほしいでしょうか？

自閉スペクトラム症へのスティグマ

あなたは、自閉スペクトラム症に対してどのようなイメージをもっていますか？　テレビや本、インターネットを通じて、すでにある程度の知識がある人もいるでしょう。そこではどのように説明されていましたか？　もしかしたら、とても否定的な内容が書かれていたかもしれません。そのような否定的な情報を知ると、自閉スペクトラム症と診断されることで、就職に不利になるのではないか、恋愛や結婚ができないのではないか、友だちがいなくなってしまうのではないか、などと考えてしまうでしょう。また、自分が自閉スペクトラム症と診断されたら家族を悲しませるのではないかと思う人もいるかもしれません。

診断を受けることを、家族の目線から考えるとどうなるでしょう。告知をすることが、レッテルを貼ることになるのではないだろうか。わたしたちは、自閉スペクトラム症の子どもをもつ家族から、何度もこのような心配を相談されたことがあります。レッテルを貼り、将来的に周りから差別を受けたりするのではないかという心配です。はたして診断はレッテルを貼るということなのでしょうか。診断がレッテルを貼ることだと感じたのであれば、それはもしかしたら自閉スペクトラム症に対する偏った考えかもしれません。このような偏った考えに基づいたレッテルを、専門用語で「スティグマ」といいます。スティグマは、自閉スペクトラム症に限らず、精神疾患を抱えていること、身体に障害があること、貧困など、社会で生きていくうえで不利になりうることへの偏ったマイナス評価のことです。

臨床現場にいると、いろいろな場面で自閉スペクトラム症に対するスティグマを感じることがあります。「自閉スペクトラム症だから仕方がない」などという言葉には、スティグマが潜んでいるように思われます。家族だけでなく、専門家のなかにも、スティグマを与えてしまう人たちが少なからずいます。

長年自閉症の研究に携わってきたイギリスの精神科医ローナ・ウィングは、自閉症の特徴として「社会性の障害」「コミュニケーションの障害」「想像力の障害とこだわり行動・常同行動」の三つを提唱しました。これらの特徴は「ウィングの三《み》つ組《ぐみ》」と呼ばれ、専門家を中心に広く知られている考え方です。このうち「想像力の障害」について、専門家のなかには、自閉スペクトラム症の人は想像することが苦手なので、イメージを使ったやりとりはできないと考えている人がいます。これは自閉特性に関する誤解から生まれたスティグマと言えるでしょう。濃い自閉特性をもつ人のなかにも、非常に繊細で想像力に富む人はたくさんいます。自閉スペクトラム症の人は、想像力がないのではなく、想像の仕方がユニークなのです。

スティグマは、差別や排除につながります。社会にはさまざまな考えをもった人が生きています。とても強いスティグマをもつ人たちがいることも事実です。家族にしてみたら、自分の子どもがそのようなスティグマにさらされてつらい思いをするのではないかと想像するだけで恐ろしいでしょう。家族が診断を受けることによる不利益を心配するのは、そのようなスティグマによって子どもが傷つくかもしれないことを恐れ、なにより自分の子どもを守りたいという思いがあるからでしょう。

スティグマの弊害

精神的な問題に対する強いスティグマを抱えている人は、治療や支援を受けることを先送りしたり、途中で辞めてしまいやすいということがわかっています。たとえば、精神的な問題があることを知られると、周りの人に変な人と思われるのではないか、就職に不利になるのではないか、などと考えるからです。知的能力に関してもさまざまなスティグマがあります。自閉スペクトラム症の診断を受けた子どもの多くは、学習面での課題も抱えています。発達の著しい子ども時代は、だいたい二年に一度くらい、発達の評価を受けることが推奨されています。ある日、ご家族から「本人が発達検査を受けたがらないので病院に行けない」と相談されたことがありました。もちろん発達検査の実施には時間がかかりますし、難しい質問に答えなければならないので、子どもにとっては楽しい内容ばかりではありません。しかし、結果から得られる情報はとてもたくさんあります。学習面の課題への対応の仕方を考えるうえでも、たいへん有意義な情報ばかりです。わたしは、そのご家族が、もしかしたらこれまでの発達検査のなかで、あまり良いフィードバックを受けてこなかったのかもしれないと感じました。また、なぜ発達検査を実施するのかという説明が不足していたこともあったのではないかと思いました。たいへんなことや嫌な思いをするようなことは、誰も望みません。なぜ発達検査を実施するのか、検査を受けることでどういうメリットがあるのかを知ることが大切です。スティグマによって治療や支援のチャンスが減ることは、とても残念なことです。

スティグマは、本人、家族、そして専門家でさえ、もっている場合がありま す。自閉スペクトラム症についての正しい知識を得ることで、スティグマは自然と減っていくでしょう。自閉スペクトラム症に限らず、スティグマが減ることは、豊かな人生を送る一歩になるでしょう。

いつ、どのような告知を受けるか

ご家族から、いつ本人に診断を告知したらいいかという質問をよく受けます。近年の自閉スペクトラム症の診断技術の進歩には目覚ましいものがあります。さきほど紹介したような、ADI-RやADOS-2といった自閉スペクトラム症の診断を助ける検査も開発されています。地域の保育士、保健師たちのなかにも自閉スペクトラム症の知識をもつ人が増えています。乳幼児健診に参加する子どもたちの行動を観察して、発達の偏りが疑われる子どもを見分け、将来的に自閉スペクトラム症の診断がつくかもしれないと予測する精度も上がってきました。そのため、保育園や幼稚園で集団生活に入る四歳頃になると、比較的症状がはっきりとみられるタイプの子どもであれば、診断が確定することも多くなってきました。そうなると、周りの大人は、本人の物心がつくよりも前から、自閉スペクトラム症という診断を知っていることがあります。

しかし、病院の小児科や児童精神科に定期的に通いながらも、子どもに対してはっきりとした診断名を伝えていないケースは多くあります。子どもからすると、自分は病気ではないけれど、なぜか小さい頃から病院に通っているという状況になるわけです。小学生くらいになれば本人にも段々と疑問が湧いてきます。「なんでぼく（わたし）は病院に通わないといけないのだろう」。小学生になれば、学校が終わったら遊んだり、習い事をしたり、病院に通うよりもやりたいことがたくさんあります。本人に理由を伝えることなく病院に通っていると、親は子どもからある日突然「なぜ病院に行かないといけないの？」と質問されるでしょう。そのとき家族はどう答えたらいいか困ってしまうわけです。そうなって初めて、告知の問題に取り組むというケースがあります。またそのときにうまく説明することができず、とても残念なことですが、子どもの受診が途絶えてしまうケースもありました。結果として、治療や支援を受けるチャンスを狭める可能性があるわけです。

いつ告知を受けるかということよりもずっと大切なことがあります。それは、どのような告知を受けるかということです。告知を受ける本人にとって、自閉スペクトラム症という診断名を知るだけでなく、それが**どういう診断なのか**を知ること、そして自分のどういったところが当てはまるのかを考えることがとても大切です。自分のことがわからないまま生きることは、目の前の機械を、説明書を読まずに闇雲に操作することに似ています。自閉スペクトラム症と診断されながら、自分らしく生きている人はたくさんいます。自分だけが世界で最初に自閉スペクトラム症と診断されるのではありません。すでに多くの先輩たちがいて、たくさんの経験や知恵があるのです。それを知らずに生きることはもったいないことでもあります。自分について知ることで、どうしたらうまくいくのかという見通しをもつほうが、自分らしく生きられるでしょう。

あらためて、何のために診断を受けるのでしょうか。それは、自分の強みとなる部分を見つけて、困ったことへの対応方法を知り、将来の見通しをもつためです。自閉スペクトラム症と診断されることは、これからの未来が豊かになるという、利益がなくてはなりません。なぜなら自分のタイプがわかれば、人生を豊かにしてくれるヒントとなります。人生をどう歩むかという選択権はいつも自分にあるのだということを、決して忘れないでください。

スキル・トレーニングは何を目指すのか

支援について解説するにあたり、わたしたちが最も大切にしている考え方があります。それは、自閉スペクトラム症の治療や支援の目標は、自閉特性をなくすことではないということです。自閉特性をもちながら、必要なサポートを周りから受け、豊かな生活を送ることが目標になるのです。

自閉スペクトラム症の人の能力は、「発達がアンバランスである」とか、「発達の偏りがある」、または「発達の凸凹がある」と表現されることがあります。これは、自閉特性の濃い人が、ある場面ではとても高い能力を発揮する一方で、簡単そうに見える作業を苦手とすることがあるなど、個人の能力のなかで得意なところと苦手なところの差が大きい様子を言い表しています。弱みとなっている部分を補強すること、つまり何か新しいことを学んだり、トレーニングしたりすることで弱みが目立たないようにすれば、問題が解決するのではないかと考える人がいるかもしれません。

弱みを補強するトレーニングを行うという考え方は、**ある部分では**正しいと言えるでしょう。たとえば、物の貸し借りが苦手な子どもに対して「貸してください」「使ってもいいですか」などの適切な言葉を言えるようにトレーニングすること、また相手の考えを聞かずに自分の考えばかりを押し通してしまう子どもに対して、「ぼく（わたし）はこう思うけれど、あなたはどうですか？」と相手の考えを問う発言ができるようにトレーニングすることがあります。大人であれば、不愛想なふるまいをしてしまう人が、挨拶の仕方や、会話の途中での相槌の打ち方、自分の意見の伝え方などのコミュニケーション術を学ぶことも、弱みを補強するトレーニングのひとつと言えるでしょう。

しかし、これらのトレーニングは、必ずしもその人の生きづらさを解決してくれるとは限りません。このような弱みを補強するトレーニングは、ファッション雑誌に載っている洋服に似ているかもしれません。雑誌に載っている洋服を見て、素敵だなと思っても、実際に自分が着てみると、着丈や色が自分に合わなかったという経験はありませんか。自閉スペクトラム症の人を対象としたさまざまなトレーニングが、必ずしも自分にピッタリと合うとは限りません。また、洋服のサイズが合わなかったり、着心地が悪いと疲れてしまいますし、色や形が合わないと、着る人の本来の魅力を損なってしまうこともあります。それと同じように、弱みを補強するトレーニングは、自分にとってプラスになることばかりではないかもしれません。ですから、どんなトレーニングが必要なのかを、専門家とともに考え、すでにお話ししたアセスメントに基づいて選んでいくことが大切です。

弱みを補強するトレーニングを行うことで困ったことを減らすという考え方には慎重になるべきです。この考え方は、ともすれば自閉スペクトラム症は本人の能力不足に問題があり、トレーニングをすれば解決できるという誤解につながる可能性があります。悲しいことに、弱みを補強するトレーニングを行うことこそが自閉スペクトラム症の治療や支援だと誤解している専門家も少なからずいます。能力の凸凹はその人の個性です。治療や支援の最も大切な役割は、その人がもって産まれた能力を最大限に発揮できるようにお手伝いすることだと言えます。

強みと弱みは表と裏

自閉スペクトラム症の治療や支援の対象になるのは、自閉特性からくる生きづらさの部分です。もともと自閉特性をもつ人で、子どもの頃に診断を受ける

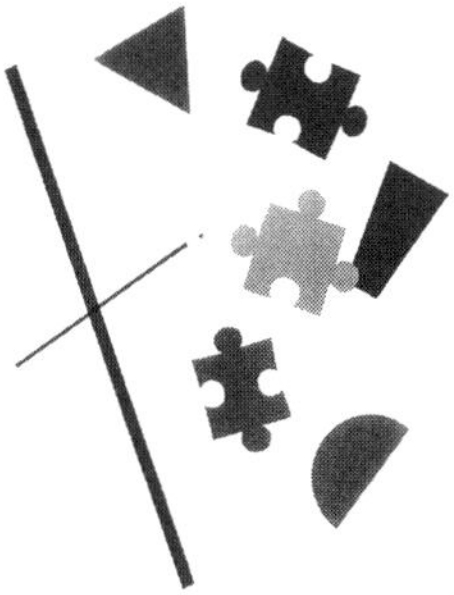

機会がなく、大人になってからうつ病を患う人が少なからずいます。この場合も、その人の自閉特性のために社会生活がうまく送れず、生きづらさが積み重なり、うつ病を発症したと考えられます。

一般的に、うつ症状を訴えている患者さんに対して心理的なサポートをするときには、その人がなぜうつ症状を抱えるに至ったのか、専門家とともにこれまでの生き方を振り返ります。うつ病になる人には、もともと真面目で几帳面な人が多いと言われます。それは、何事にも一生懸命に完璧を目指して取り組む生真面目さが、時に自分自身を追いつめることにもなるためです。うつの症状を抱えている現状は、真面目で几帳面な性質がうまく機能していない状態と言えます。しかし、真面目さや几帳面さがうつ病を発症する要因のひとつであるからといって、これらの性質をすべて取り除いてしまおうなどと考える人はいないでしょう。なぜならば、これらの性質は、生きるうえでの強みにもなるということを誰もが知っているからです。今はうつの症状に苦しむ患者さんにも、これまでの人生で、真面目さや几帳面さといった性質があったからこそ成し遂げてきたことや、乗り越えてきたことがあったでしょう。

自閉特性も同じです。自閉特性は、残念ながら否定的な側面ばかり語られることが多く、肯定的な側面はあまり理解されていません。それぞれの自閉特性には、必ず強みと弱みの両面があります。自分の自閉特性はどういったものか、そしてそれぞれの特性の強みと弱みは何かを整理することがとても大切です。

†参考文献

American Psychiatric Assosiation［日本精神神経学会＝監修］（2014）『ＤＳＭ－5 精神疾患の診断・統計マニュアル』医学書院

Baranek, G.T., David, F.J., Poe, M.D., Stone, W.L. & Watson, L.R.（2006）Sensory Experiences Questionnaire : Discriminating sensory features in young children with autism, developmental delays and typical development. J Child Psychol Psychiatry 47 ; 591-601.

Ben-Sasson, A., Hen, L., Fluss, R., Cermak, S.A., Engel-Yeger, B. & Gal, E.（2009）A meta-analysis of sensory modulation symptoms in individuals with autism spectrum disorders. J Autism Dev Disord 39 ; 1-11.

Leekam, S.R., Nieto, C., Libby, S.J., Wing, L. & Gould, J.（2007）Describing the sensory abnormalities of children and adults with autism. J Autism Dev Disord 37 ; 894-910.

コラム❶

「普通」の呪縛――椎名明大

私は、臨床家として発達障害者の就労支援に携わる一方、司法精神科医として患者の精神鑑定を依頼されることもしばしばある。安定就労を目指して奮闘している患者と、犯罪をしたと疑われて収監されている患者。いわば対極に位置してはいるが、自身の行動や生活に問題を抱えて苦悩している彼らは、しばしば共通の訴えをする。それは「場の空気が読めない」「わざわざ雑談をする意味が理解できない」といった典型的な言い回しではなく、「自分は普通にできない。普通なら就職して結婚しているはずなのに……」といった内容である。立場や状況を問わず、悩みが深い患者ほどそのような言い方をするように思う。

普通であることに価値はあるのだろうか。

経済学者のランズバーグによれば、「固有の資源の持ち主だけが、無差別原則の作用をまぬかれうる」という。

無差別原則というのは、市場が機能している限りすべての人間の活動の価値は等しくなるという考え方だ。安くて美味しいレストランは混雑する。雨の日のハイキングは空いているが景色が見えづらい。あなたが割の良い仕事に就いても、いずれ競合他社が現れて給料が下がるだろう。

この均衡を打ち破ることができるのは、「固有の資源」、つまりあなたしか持っていない性質である。あなたが他人より雨が好きなら、雨季にリゾートホテルに割引で泊まっても十分に楽しめるだろう。

固有の資源を活用している典型が、俳優や政治家だ。彼らは人より優れているというよりも、人と違うからこそ高い収入や名声を得ている。

この考え方に沿うならば、「普通でない」ことは、生きていくための武器になるのではないか。

感覚の過敏さは、それに合った環境では強みを発揮する。逆に、臭いに鈍感な人、単純作業の繰り返しを好む人を重宝する職場もあるだろう。直感的に理解することが苦手なほうが、間違いに気づきやすいし、異文化交流もやりやすい。何より、「空気が読めない」「他人の嫌みに気づかない」という能力は、新しい事業を始めるには不可欠だ。

何でもかんでも普通でないのがいいというわけではない。たしかに状況に応じた標準的な感じ方や振る舞いを知っておくことで、あまり労力をかけずにその場を凌ぐことができる。ただ、「普通」は「標準」とは異なるし、世の中には「普通の人」も「平均の人」も存在しない。存在しない対象と比べて自分を貶めるよりも、あなたの固有の資源を見極めるほうがずっと良い。

†参考文献
スティーヴン・ランズバーグ［佐和隆光＝監訳／吉田利子＝訳］（2004）『ランチタイムの経済学——日常生活の謎をやさしく解き明かす』日本経済新聞社（日経ビジネス人文庫）

第2章

自閉スペクトラム症と自閉特性を理解する

大島郁葉

自閉特性が問題となるとき

人には生まれながらにもっている性質があります。たとえば、体力、運動能力、器用さ、音感などです。特にトレーニングをしなくても、もともと運動能力が高い人はいますし、逆に、幼い頃から運動がとても苦手という人もいます。こういった性質を「特性」と呼びます。

ある人の「特性」は、環境との兼ね合いで変化していきます。たとえば、もともと運動能力が高い子が、たまたま家の近くにあった水泳教室に通いはじめ、水泳が得意になったとします。ここでは、運動能力が高いという「特性」に対して、家の近くの水泳教室に通うという「環境」があったことによって、結果的にその子は水泳が得意になったのでしょう。

ここでいう「環境」とは、その人を取り巻く外側の世界すべてを指します。家庭や学校、会社といったものだけではありません。社会のルール、親の価値観も、子どもにとっての「環境」です。

人は、もともとの「特性」と「環境」とが互いに影響し合いながら成長していきます。今、表面に現れている行動は、その人のもともとの個性である「特性」と成長過程で受けた「環境」からのさまざまな刺激が掛け合わされた結果なのです。だれでも自分の「特性」に合わない「環境」のなかで生活をすると強いストレスがかかり、心身の不調を来たすことがあります。ですから、自分の「特性」を理解しておくことが大切なのです。

この本では、自閉スペクトラム症の特徴も特性のひとつとして考えます。自閉スペクトラム症の特性も、その特性に合わない環境のなかに置かれることで、不適応が起きやすくなり、周囲や自分が困ることがあります。不適応があまりに大きくなった結果、自閉スペクトラム症と診断されることもあります。

自閉スペクトラム症の特性に合わない環境とは、どのようなものなのでしょうか。たとえば、運動が苦手という特性がある男の子に対し、「男だからスポーツは大事」と、むりやりサッカーをやらせることは、「その子の特性に合わない環境」を用意したということになります。では、運動を一切させない環境づくりが最適かと言えば、そうとも限りません。その子にとって運動をするメリットがあるのであれば、「運動が苦手な子」に合った運動のプランを考えることが大切です。このような工夫を行うことで「特性に合った環境」がつくられていきます。

特性に合った環境のなかにいることで、本人の不適応は減っていきます。このように不適応の部分が小さくなることで、その人は自閉スペクトラム特性をもちながら生きる人、すなわち、自閉スペクトラム症という診断名がつかない人となることもあるのです（図1）。

自閉特性を理解する

自閉特性を理解することには、どのような意義があるのでしょうか。自閉スペクトラム症の治療や支援の前には、必ずその人の自閉特性の理解が必要です。なぜなら、「その人ならではの自閉特性」を知らないと、どの支援が適合するかがわからないからです。子どもの場合、自閉特性の理解は親や周囲の人が行い、その子どもの特性に合った働きかけを行います。しかし、思春期以降の自閉スペクトラム症には、自分自身で対処していくことが求められます。ここでいう対処とは、自分の特性を説明して周囲の理解を求めたり、苦手なことを他人に助けてもらうといったことを指します。そのため、思

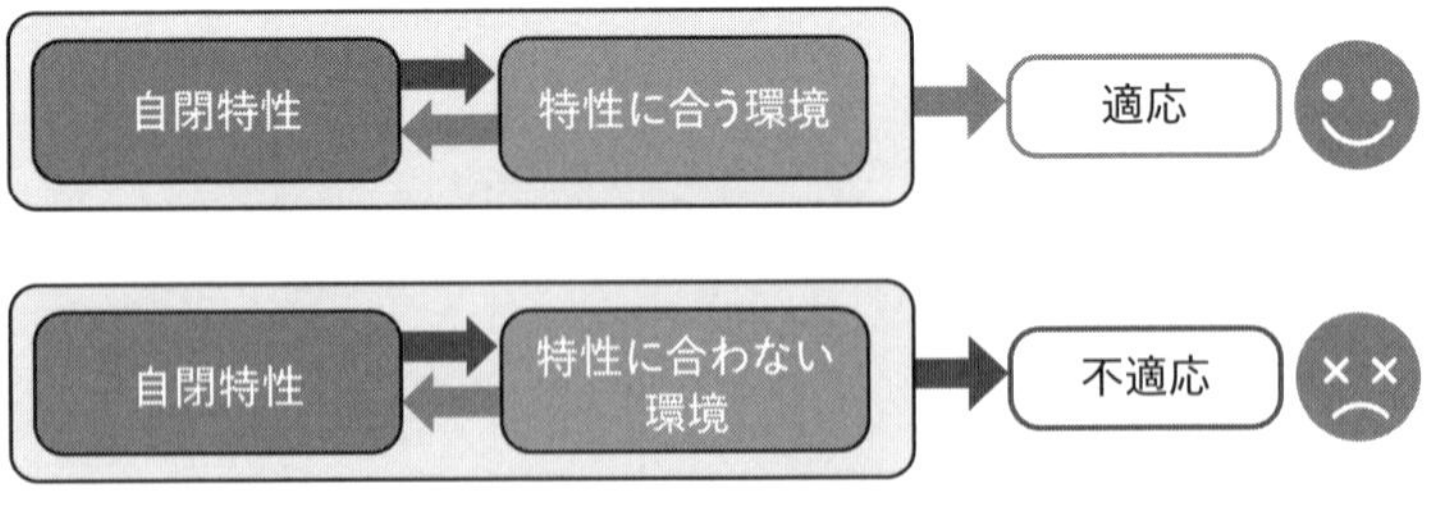

［図1］
特性と環境の関係

春期以降の自閉スペクトラム症の人は、自分の診断やその特性の「中身」をよく知っておくことが何よりも大切になります。

では、どのように自閉特性を理解していくのでしょうか。ひとつには、第1章で説明した、アセスメントと呼ばれるさまざまな心理検査があります。アセスメントを行うことで、診断の補助となる以外にも、その人の自閉特性がどのようなものかが浮き彫りになります。もうひとつ、当事者の手記や体験を聞いたり読んだりすることも、自分の特性を知るきっかけになります。

特性を理解できたら、自分をとりまく周囲の人（たとえば、保護者や、担任の先生や、会社の上司など）にも自分の特性を説明しましょう。自分だけではなく、家族や周囲の身近な人に自分の特性を知ってもらえれば、特性に合わせた対応をしてもらえるチャンスにつながります。このように、診断名だけではなく、自閉特性について周りも本人もきちんと理解することは、今後、社会適応を進めていくうえで重要になります。

二次障害とは何か

二次障害という言葉を聞いたことがあるでしょうか？　二次障害とは、自閉スペクトラム症をはじめとする発達障害の人と、その人をとりまく環境が合わないときに、慢性的な不適応状態が続いて、精神的・身体的な問題が生じた状態を指します。成人の自閉スペクトラム症の方の六割から八割に、二次障害があると言われています（表1）。しかし、二次障害という言葉は正式名称ではありません。自閉スペクトラム症との間に因果関係があるかはわかっていないため、「合併精神障害」と言われています。実際に、自閉スペクトラム症の人に合併しやすい疾患はいくつかあります。たとえば睡眠障害[†1]、ADHD[†2]、双極性障害[†3]などはその代表的なものです。また、自閉スペクトラムの特性と環境とが合わずに、社交不安症、うつ病、強迫症などを合併する人もいます。さらには、対人関係の度重なる失敗体験から、それがトラウマ体験となる方も少なくありません。自閉スペクトラム症の人のトラウマは、交通事故や

［表1］
自閉スペクトラム症に起こりうる主な二次障害

精神疾患	うつ、不安症（社交不安症、パニック症など）、強迫症、適応障害、摂食障害、PTSD（心的外傷後ストレス障害）など
社会生活上の不適応	不登校、引きこもり、非行など

性被害のように、原因がひとつに特定できるトラウマというよりも、慢性的・長期的な不適応感をともなう、原因が複数あるケースが多いようです。たとえば、長年にわたり、親や先生から否定的な言葉（「なんでできないの?」「それ、普通じゃないよ」など）をかけつづけられると、「自分は人より劣った人間なのだ」と思い込んでしまうことがあります。また、計画的に物事をこなせなかったり、知能が高くてもテストがうまくできなかったり、つい失言して友だちに誤解されて嫌われてしまったり、といった経験が積み重なることによって、やる気が失われ、無気力になってしまう場合もあります。

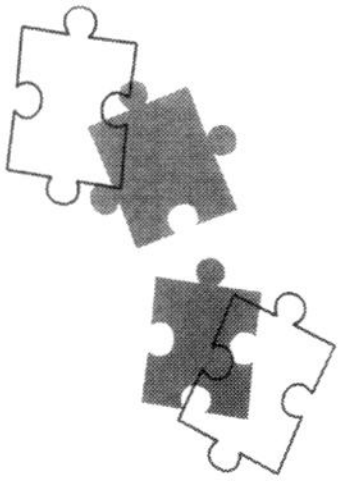

†1　睡眠障害
不眠症、過眠症、無呼吸症候群、ナルコレプシー、ムズムズ足症候群など、眠りに関するさまざまな疾患を指します。睡眠障害は日中の社会的な機能や適応とも密接に関連しています。近年は精査と治療を受けられる機関が徐々に増えています。

†2　ADHD
注意欠如・多動症（Attention Deficit Hyper Activity Disorder）の略。「不注意・多動・衝動性」を三つの主要な特性にもつ発達障害のひとつです。

†3　双極性障害
気分の高揚（躁状態）と落ち込み（うつ状態）を繰り返す精神疾患。激しい躁状態とうつ状態のある双極I型と、軽い躁状態（軽躁状態）とうつ状態のある双極II型があります。

自閉スペクトラム症からの回復とは何か

自閉スペクトラム症は治らないのでしょうか？　一般的な教科書には「自閉スペクトラム症は治るものではない」と書かれています。そのため、自閉スペクトラム症と診断されたご家族や本人は、診断名に強い衝撃や当惑を覚えることが多くあります。

この本の第1章で、「自閉特性」をもっていても、必ずしも「自閉スペクトラム症」となるわけではないと説明しました。診断名がつくかどうかは、「自閉特性があるだけでなく、それによって周囲や自分が困っている状態にあるかどうか」ということが条件となります。逆に言えば、自閉特性とうまく付き合えていて、周囲も自分も日常生活に困っていなければ、その人は「ただ自閉特性をもっている人」となるわけです。

ここでいう「回復」とは、「自閉スペクトラム症で困っている人」から、「自閉スペクトラム症とうまく付き合う人」になることを意味します。

つまり自閉スペクトラム症からの回復とは、自閉特性とうまく付き合いながら社会適応していくことであると、わたしたちは考えています。

次の第3章と第4章では、大きくなってから自閉スペクトラム症と診断された人が、診断を通して自分の自閉特性を理解し、その特性との付き合い方を工夫することによって、だんだんと回復していく事例をいくつか紹介していきます。

コラム❷ ADHDとその特性について——松澤大輔

注意欠如・多動症（Attention Deficit Hyper Activity Disorder：ADHD）は一般的に「不注意・多動・衝動性」を三つの主要な特性としてもつ発達障害のひとつとされています。発達障害は、医学的診断基準としては非常に広い疾患をカバーしていますが、一般的には、図1の厚生労働省のパンフレットが紹介するように、ＡＳＤ、ＡＤＨＤと学習障害（Learning Disorder：LD）の三つと認識されていることが多いでしょう（新しい診断概念としてのＡＳＤが導入される前の内容になります。広汎性発達障害はＡＳＤと読み替えてください）。アメリカ精神医学会が発表した最新の診断基準（ＤＳＭ－５）では、広く神経発達症のなかにＡＤＨＤを位置づけ、従来よりも特性が生まれついてのものであることを強調しています。そのなかで、ＡＤＨＤは主に不注意が強いタイプと、多動・衝動性が強いタイプに分けることができ、一二歳以前から症状があることが診断の条件になります。

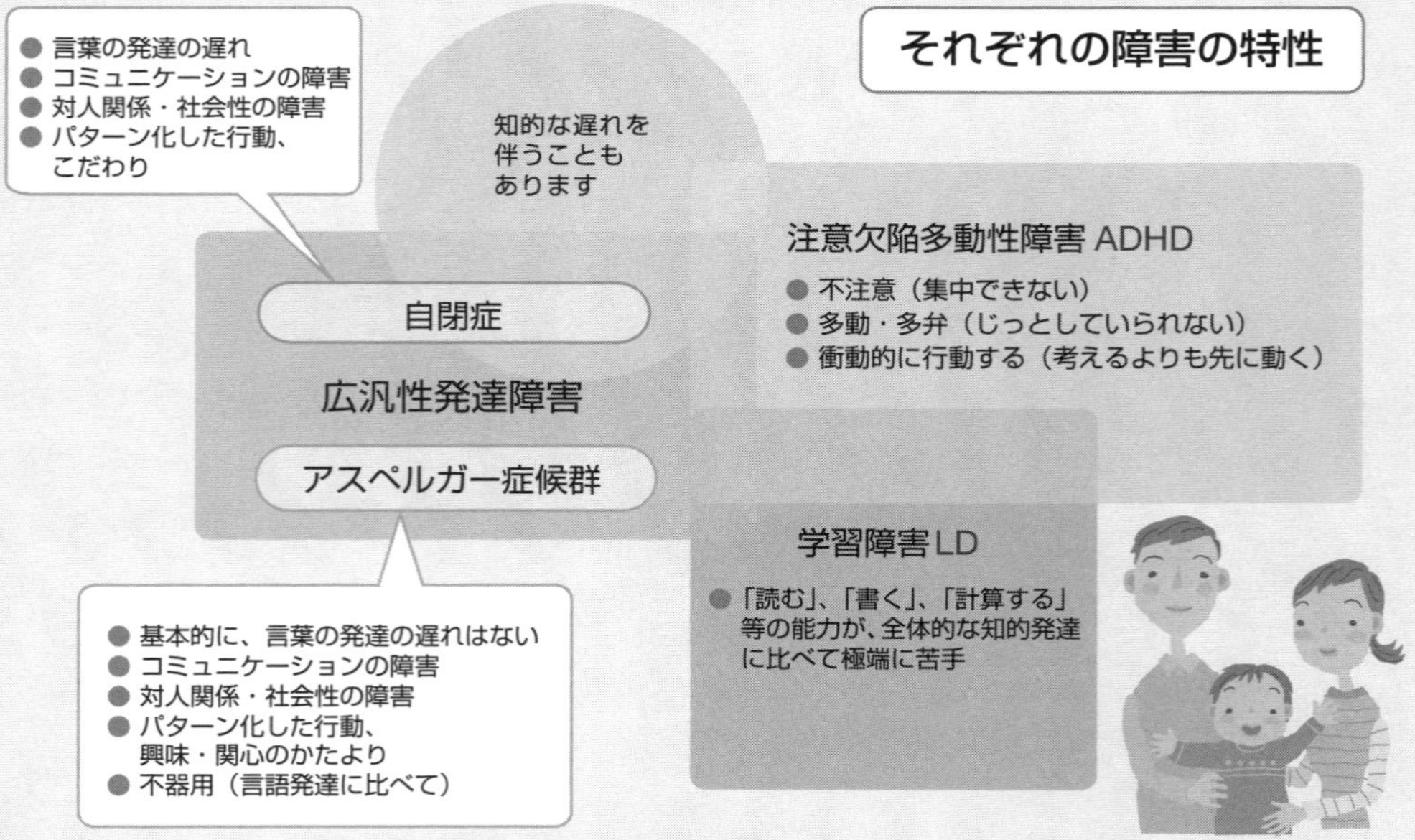

それぞれの障害の特性
● 言葉の発達の遅れ
● コミュニケーションの障害
● 対人関係・社会性の障害
● パターン化した行動、こだわり
知的な遅れを伴うこともあります
自閉症
広汎性発達障害
アスペルガー症候群
● 基本的に、言葉の発達の遅れはない
● コミュニケーションの障害
● 対人関係・社会性の障害
● パターン化した行動、興味・関心のかたより
● 不器用（言語発達に比べて）
注意欠陥多動性障害 ADHD
● 不注意（集中できない）
● 多動・多弁（じっとしていられない）
● 衝動的に行動する（考えるよりも先に動く）
学習障害 LD
● 「読む」、「書く」、「計算する」等の能力が、全体的な知的発達に比べて極端に苦手

［図1］

厚生労働省作成一般向けパンフレット「発達障害の理解のために」から
（https://www.mhlw.go.jp/bunya/shougaihoken/hattatsu/dl/01.pdf）
（＊名称はデータ発表当時に準拠）

ＡＤＨＤの特性は、さまざまな脳部位が絡む実行機能障害ととらえられます。三つの主な特徴に加えて、やらなければいけないことに取りかかれない**行動開始**の困難、言われたことをすぐに忘れてしまう**作業記憶（ワーキングメモリー）**の容量不足、すぐにキレてしまうような**感情（情動）制御**の未熟さは、日常生活において不適応の原因となりやすいものです。

こういった実行機能の問題に、大脳皮質の前方部分、前頭前野の機能が関与していることが知られています。ＡＤＨＤの子は定型の子に比べて前頭前野の成長が遅く、数年遅れで成熟が進むと報告している研究もあり、それが実行機能障害につながっている可能性もあります。信州大学教授の精神科医・本田秀夫氏は、ＡＳＤは「特有の発達スタイルをもつ人種」という例えを用いていますが、ＡＳＤがより独自の神経ネットワークをもつのに対して、ＡＤＨＤ特性の多くは定型発達と重なる神経ネットワークの未成熟が問題で、本来なら働くべき脳機能が弱いという量的側面が大きいのかもしれません。

ＡＤＨＤの治療的アプローチにおいて薬物療法は大きな割合を占めます。実際に有効なのは、薬物が足りない働きを補っているからなのでしょう。薬物療法を開始すると、「霧が晴れたような気がします」「初めて黒板が読めるようになりました」「お前が俺の話を聞いていると父に驚かれました」といった感想が聞かれ、薬物がどのように働くかを考えるうえで示唆に富みます。

ＡＳＤと同様に、人との関係性がこじれ、成長段階で必要な技能を習得できず、劣等感が醸成されてしまうと、社交不安症やうつ病のような二次障害につながります。ＡＤＨＤをもつ子の将来における二次障害を予防するためには、薬物のみでなく、効果的な療育的対応が必須です。ＡＤＨＤ特性は養育者・教育者から叱責される対象になりやすいですが、それは本人の「やる気」さえあれば解決するように見える側面があるからでしょう。しかし、叱責中心の対応は、周囲から冷たい目線を向けられることと相まって劣等感の原因となりうるので、養育的・教育的立場にある方は十分に注意をしてほしいところです。個々に異なる実行機能の問題を把握して、叱責ではなく、その時期に達成可能で具体的な目標設定をすることや、適切な自信をつけさせる工夫が必要です。不注意なＡＤＨＤをもつ子も、関心をもたせれば集中できるのです。私の知るある教師は「授業の冒頭五分のつかみが必要。そこで子どもの気持ちをガチッとつかめば四〇分の集中はわけない」と言っていますが、そういった仕掛けがあると、ＡＤＨＤをもっていても授業や団体行動への参加がしやすくなるでしょう。

最新の診断基準ＤＳＭ－５によって、ＡＤＨＤとＡＳＤは合併診断されることも可能になりました。しばしば両者は相対するものとみなされることがありますが、臨床的に合併していると考えたほうがいい例は多く存在しています。膨大なネットワークをもつ我々の脳は、割合は違えど、定型、ASD、ADHDの三者それぞれの特性が混じり合うモザイクであり、これらの特性は排他的でなく同じ脳に存在しうるのではないでしょうか。

†参考文献
本田秀夫（2013）『自閉症スペクトラム――10人に1人が抱える「生きづらさ」の正体』SBクリエイティブ（SB新書）

第3章

事例でまなぶ年齢別ガイド①

中学・高校・大学編

鈴木香苗

はじめに

思春期とは、年齢で言うとおよそ一〇歳から一八歳頃の時期をいいます。この時期は心と身体が大きく変化します。特に、身体は目に見えて変化する一方、心はさまざまな経験から刺激を受けながら少しずつ変化していくため、身体の変化に心が追いついていかない感覚をもつ人もたくさんいます。多くの人が戸惑いを感じ、悩みながら過ごしていくこの時期は、人生において特に大切な時期と言えるでしょう。自閉スペクトラム症の人にとっても、この時期の経験が、その後の人生に大きな影響を与えます。この章では、中学生から大学生の自閉スペクトラム症の方の事例を取り上げて、自閉特性の理解の仕方や付き合い方をガイドしていきます。

ここでは、四名の事例を紹介します。はじめに、それぞれどのような人たちなのか、簡単に紹介します。

［事例❶］

不登校をきっかけに受診して診断を受けた一四歳のAさん

◉事例のポイント

Aさんは中学二年生の女の子です。二学期頃から腹痛で学校を休みがちになりましたが、休む理由は説明できませんでした。お母さんに頼まれた家事のお手伝いができないので、よくケンカになります。お母さんや友だちからは「思いやりがない」とよく言われます。その後、Aさんは母親に促されて病院を受診し、「自閉スペクトラム症」の診断を受けます。

ここでは、思春期や女の子の見えにくい自閉スペクトラム症がどのようなものかを紹介していきます。自閉特性が見えにくい場合、周りからは「冷たい人」などと誤解されてしまい、そこから本人の自尊心が下がり、二次障害などに発展することがあります。

◉キーワード

- 二次障害
- 診断プロセス

・思いやり
・相談するスキル
・グループセラピー
・ソーシャルシンキング

［**事例❷**］

恋愛へのあこがれから
ネットトラブルに発展してしまった一六歳のBさん

◉事例のポイント

Bさんは幼い頃に自閉スペクトラム症と診断を受けた、高校一年生の女の子です。Bさんは、少女漫画に憧れて、他校の男子生徒と付き合うようになり、裸の自撮り写真を送るようにせがまれ、つい送り返してしまいます。

ここでは、他人の意見に流されてしまう、その場では自分がどうふるまったらいいかわからない、などといった対人コミュニケーションに関する自閉スペクトラム症を説明していきます。

◉キーワード

・自閉特性と対人関係
・相談スキル
・気持ちのコントロール

［事例❸］

進路選択に悩む一八歳のCさん

◉事例のポイント

Cさんは大学受験のために浪人して予備校に通う男の子です。Cさんは自閉スペクトラム症だと就職ができないと思い込み、偏差値の高い大学にこだわっています。しかし、カウンセリングで、自分の自閉特性の「強み」を見直し、価値観が少しずつ変わっていきます。

この事例では、自閉スペクトラム症をもつ人の「自己スティグマ（自分に対する偏見）」を扱っています。自閉スペクトラム症の診断はあっても、特性の中身（強み、弱み）を理解していないと、ただ自分が周囲より「劣った」人間だと決めつけてしまうことがあります。ここでは、自閉スペクトラム症をもつ人がどのようなプロセスで自尊心を回復していくのかが描かれています。

◉キーワード

- 進路選択
- 自閉特性の強み
- 自閉スペクトラム症と共に幸せに生きる
- スティグマ

［事例❹］

大学生活での環境の変化に困ってしまった一九歳のDさん

◉事例のポイント

Dさんは大学一年生の男性です。Dさんはもともと何かを計画することが苦手で、大学で過密な講義スケジュールを組んでしまい、こなせなくなってしまいました。やがて講義を欠席するようになり、引きこもりがちになってしまいました。
この事例では、実行機能（計画して物事をこなしていくこと）が弱いという自閉特性をもつ人が、どのように生活のなかで困難に直面するのかが描かれています。

◉キーワード
- 実行機能障害
- 相談するスキル
- 学生相談
- 自閉スペクトラム症の人の大学生活

［事例❶］

不登校をきっかけに受診して診断を受けた一四歳のAさん

「あなたは思いやりが足りないわね」

Aさんは中学二年生の女の子で、地方の公立中学校に通っています。Aさんは、父親と母親、五歳年下で小学三年生の弟と四人暮らしです。Aさんは手先が器用で、家のすぐ近くにある書道教室に、小学一年生の頃からずっと通っています。毎年開催される書道コンクールで入選する腕前です。学校の成績もよく、テストでは上位の成績を修めています。

そんなAさんでしたが、中学二年生の二学期から学校を休みがちになりました。登校日の朝になると、腹痛や頭痛がするのです。最初の頃は、母親に励まされて遅刻しながらも何とか登校していたのですが、だんだん保健室で過ごす時間が長くなり、何度か早退するようになり、学校を休む日も多くなってきました。

ある日、母親はAさんに聞きました。

「なんで学校に行けないの？」

すると、Aさんは、

「今のクラスが嫌い。それに友だちもいないし」

と答えました。

「もしかしたら、いじめられているの？　何か嫌なことがあるなら言ってね」

母親は心配して、学校に行けない理由を何度も尋ねました。しかしAさんは、

「別にいじめとかはないよ。でも学校は楽しくないから行きたくない」

と答えるだけで、学校に行けない理由は、はっきりとしませんでした。

学校を休みがちになったAさんは、だんだん朝起きる時間も遅くなり、朝起きると一階のリビングでソファに横になり、テレビを観て過ごすようになりました。Aさんは幼い頃から、一度決めたことは周りに何と言われようが絶対に変えない頑固なところがありました。そんなAさんの性格を知っている母親は、今はどんなに説得しても、学校に行くことは難しいだろうと思っていました。母親は〝学校に行けないのには、きっと何か理由があるはず〟と考えて、登校を強制しませんでした。

担任の先生はAさんを心配して、毎日電話をくれました。母親が家での様子を話すと、担任の先生は、

「登校を無理強いしてはいけませんが、不規則な生活は避けるようにしてください。生活のリズムが乱れると、いざ登校しようとしても、なかなか身体が動きませんから」

と言いました。母親は、朝起きてソファに寝転がってテレビを観て過ごすAさんの生活態度を心配するようになりました。

次の日、母親は、リビングで横になってテレビを観ているAさんに、

「学校に行かないのなら、せめて家の手伝いをしなさい！　食べた物の食器くらい洗いなさい！」

と注意しました。

「突然なんなの？　いつもそんなこと言わないのに」

Aさんは不機嫌になって答えました。

「お母さんは、ほかにやることがたくさんあるんだから、ちょっとお手伝いしてほしいの」

母親にそう言われて、Aさんはしぶしぶ食器を洗いはじめました。今まで身の回りのことはすべて母親に任せきりにして、自分で食器を洗ったことなどありませんでした。しばらくして、母親がキッチンに目をやると、Aさんは一枚

目のお皿をずっと洗っていました。母親は呆れた様子で言いました。

「ちょっと！　もう次のお皿洗ってちょうだい。十分泡は落ちたじゃない？」

するとAさんは、

「汚れが落ちたかどうかわからないじゃん！」

と、怒った口調で答えました。

「どれだけ長い時間洗うつもりなのよ。お水がもったいないでしょ？」

「もう、そんなに言うんだったら、お母さんがやればいいじゃん！」

Aさんはお皿を置いて自分の部屋に戻ってしまいました。

母親はため息をつきました。〝あの子はどうしてこんな簡単なこともできないのかしら〟。

実は、Aさんはこれまでにも、掃除機をかけるようにお願いされたときに、同じところを繰り返すばかりで、掃除がまったく終わらなかったことがありました。また、洗濯物を干すようにお願いされたときも、何度教えてもハンガーと洗濯バサミの使い分けがわからず、途中で投げ出してしまいました。着る洋服も自分で選べません。自分で選ぶと、季節外れのお気に入りの服ばかり毎日着てしまいます。お金の管理も苦手で、お小遣いをあげると、その日のうちに好きな漫画を買って、すべて使い果たしてしまったことがありました。中学二年生なら簡単にできそうな家の手伝いや身の回りのことでも、Aさんにはできないことがたくさんありました。ただ、そこにはAさんなりのこだわりがあるようでした。そんなAさんの様子に、母親は〝本当に頑固な子なんだから。書道はあんなに上手で手先は器用なはずなのに、どうしてこんなに簡単なことができないのかしら〟と頭を悩ませてきました。できることとできないことの差があまりにも極端で、母親にはAさんの行動を理解することができませんでした。さらに学校を休むようになり、一緒にいる時間が長くなったことで、些細なことでAさんとたびたび口論になりました。

ある日、Aさんは、風邪をひいてソファで横になっている母親のところにやってきました。

「お母さん、ごはんまだ?」

「お母さん、今日は体調が悪いの」

「そろそろお昼の時間だよ。お腹すいた」

「あなたはなんで、心配する言葉ひとつもかけられないの?」

「心配してほしいの? だって、私が心配しても治らないでしょ? 言っても仕方ないじゃん」

「なんでこんな簡単なことが自然にできないの？　心配してほしいって言葉にしなきゃわからないなんて、あなたおかしいわよ」

「私はおかしいもん！」

Ａさんと母親は再び口論になりました。

「あなたは思いやりが本当に足りないわね。人の気持ちがわからないのね」

Ａさんは、母親に「思いやりがない」と言われたことに、とてもショックを受けました。Ａさんは泣きながら自分の部屋にこもりました。そして、ふと、学校で言われた言葉を思い出しました。

「Ａってさ、ドライだよね」

「感情がない感じ」

「優しさがない」

「なんかロボットみたい」

クラスメイトに言われた言葉を思い出したのです。そういえば、小学校のときにも、先生から「Ａさん、もっと思いやりの心をもとうね」と言われたことがありました。

〝私は、思いやりのない、優しくない、おかしい人間〟……そんな言葉がAさんの頭のなかをぐるぐると巡りました。

「自閉スペクトラム症かもしれない」

一方、母親は、感情的になって言いすぎてしまったと後悔していました。ですが、簡単にできそうなことができないわが子への心配はますます大きくなりました。母親は担任の先生に、Aさんの普段の言動を相談してみることにしました。すると担任の先生から、スクールカウンセラーを紹介されました。Aさんの不登校の状況や普段の様子を伝えると、スクールカウンセラーは言いました。

「お子さんは人との関わりが苦手なタイプなのだと思います。幼い頃はどうでしたか？」

母親は、幼稚園に通っていた頃のAさんを思い出しながら答えました。

「小さい頃からとにかくマイペースな子でした。友だちと一緒にいるときも、自分がやりたいことばかり押し通してしまって、友だちとの遊びは長続きしませんでした。よく女の子同士って、お砂場でままごと遊びをしますよね。でも、Aは砂遊びが嫌いでした。砂の感触が苦手だったみたいです。それと、本物思考って言うんでしょうか、砂や石を食べ物に見立てることができなくて、「石は食べられないから、ごはんじゃないよ」ってお友だちに注意していたのを覚えています。それで、家から本物に近いままごと用のセットを砂場に持っていったこともありました。まったく友だちがいないというわけではなかったのですが、人に合わせることが苦手なので、ずっと仲良くしている友だちはいません。自分から遊びに誘ったことも一度もないようです」

「くわしく伺わないとわかりませんが、お母さんのお話を聞く限り、お子さんには発達の偏りがあるのではないかと思います。発達障害のことはご存知ですか？」

「発達障害……くわしくはわからないのですが、最近テレビで観ました。実は夫の父親、Aのおじいちゃんにあたる人が、かなり変わった人だったんです。テレビを観たとき、義理の父親を思い出しました。Aにもその傾向があるのでしょうか……」

スクールカウンセラーは答えました。

「発達障害のなかでも、対人関係のやりとりが苦手な人たちは自閉スペクトラム症である可能性があります。一度、専門病院の児童精神科を受診されてみてはいかがでしょうか？」

「そうですね。腹痛や頭痛も心配だし。今夜、夫とも相談してみます」

＊

母親はその夜、「発達障害」や「対人関係」というキーワードを入れて、インターネットで検索しました。すると、「自閉スペクトラム症」という単語がヒットしました。自閉スペクトラム症の症状として、対人関係で臨機応変な対応が苦手であること、理屈っぽく曖昧なことが苦手、などと書かれていました。それらの症状はＡさんにそっくりでした。

母親は、父親にも相談しました。すると父親は、

「なるほどね。たしかに、親父に似てるな。それと兄貴にも似てる。Ａも昔からこだわりが強かったからな」

と答えました。

「Ａは自閉スペクトラム症かもしれない。とりあえず、専門の先生に診てもらうわ」

＊

次の日、母親はスクールカウンセラーに紹介された病院で初診の予約を取るために電話をしました。すると、なんと一カ月先まで新規の予約枠は埋まっていると聞かされました。児童精神科を受診する人がこんなにも多いことにとても驚きましたが、とりあえず、一番早い日程で予約を取ることにしました。数日後、いくつかのアンケート用紙が同封された郵便物が届き、記入して当日持参するように書かれていました。アンケートには、Aさんのこれまでの発達の様子についてくわしく記入する項目が含まれていました。

初めての受診

それから一カ月後の初診の日――

病院に到着すると、待合には、幼い子から高校生くらいの子まで、たくさんの子どもたちがいました。受付のスタッフから「先生の診察の前に予診という簡単な問診を行います」と言われ、Aさんと母親はこれまでの経緯について、精神保健福祉士[†1]と自己紹介をした先生に話をしました。事前に記入したアンケートをもとに、家族構成や、これまでAさんが育ってきた過程についてくわ

†1　精神保健福祉士
精神科病院やその他の医療施設において、心に病を抱えた人に対してスムーズに生活を営めるように、相談や生活支援、助言、日常生活への適応のために必要な訓練、社会参加の手助け、環境調整などを行うことを仕事とする者。

しく話をしました。三〇分くらいの時間でしたが、あっという間に過ぎてしまいました。予診が終わり、しばらく待合で待っていると、Aさんの受付番号が呼ばれ、Aさんと母親は診察室に入りました。

「失礼します」

部屋に入ると、机の前に年配の男性が座っていました。その人が児童精神科の先生のようでした。優しそうな先生を見て、Aさんは安心しました。部屋の隅のほうには白衣を着た若い女性の先生も座っていました。

「はじめまして。今日はどうされましたか？」

Aさんはどう答えたらよいかわからず、うつむいていると、母親が代わりに答えました。

「学校に行こうとすると、頭が痛くなったり、お腹が痛くなったりするんです」

「それはつらいね。いつからですか？」

「二カ月ちょっと前からです」

先生はAさんにも質問をしました。

「Aさん、学校はどんなところ？　楽しい？」

「楽しくない」

「そうか。そんな楽しくないところだったら、行きたくないよね。じゃあ、Aさんが楽しいなって思うことはどんなことがあるかな？　今日、僕はきみと初めて会うからね、学校には関係ないことも含めていろいろ教えてほしいんだ」

先生は、Aさんの好きなことや得意なことについて興味深そうに質問をしました。

「今は学校を休んでいるんだね。家ではどんなふうに過ごしているのかな？」

「だいたい、テレビを観てます」

「家は落ち着く？」

「リラックスできます」

すると、先生は微笑んで言いました。

「それはいいことだね。家が落ち着ける場所っていうことはとてもいいことだよ」

その言葉にAさんは拍子抜けしました。なぜならAさんは、みんなが学校に通っている間、家でテレビを観て過ごしている自分はなまけていると思い、後ろめたさを感じていたからです。

そして、先生は言いました。

「学校は落ち着かない場所かな？」

Aさんは、自分が教室で過ごしていた時間を思い浮かべました。

「よくわからないけれど、疲れます。いつもすごく窮屈な感じというか、静かなところに行きたいなって思います。ベランダとか、階段の下のスペースとか、人がいないところに行くと少し安心するんです」

先生はゆっくりとうなずきながらAさんの話を聞きました。

「そうかあ。学校は人がたくさんいて騒々しいからね。特に休み時間なんかは、みんなが一斉に動くから、音もたくさんするし、すごく疲れるんじゃないかな？そんなときは、一人になりたいよね。わかるよ」

Aさんは、学校にただ行くだけで疲れる自分は、単になまけているのだと思っていました。先生が「わかるよ」と言ってくれたことで、とても安心しました。

しばらく話をした後、先生がこう切り出しました。

「きみが困っていることの理由をもっとはっきりさせるために、もう少しくわしい検査をさせてもらいたいんだ。いいかな？」

「はい」

「この後は、ここにいる心理士の先生と別の部屋で検査を受けてもらうよ。きみが検査を受けている間、僕はお母さんともう少し話をしているからね。検査が終わったら、今日の診察は終わりだ。次の予約は二週間後にしよう。そのときに、検査の結果を伝えるからね」

Aさんはその後一時間ほど、若い女性の心理士の先生と一対一で検査を受けました。質問に答えたり、パズルをやったりと頭を使う作業が多かったので、検査が終わる頃にはヘトヘトでした。

自閉スペクトラムってなに？

二週間後、検査結果を聞くためにAさんと母親はもう一度受診しました。

「この前は、診察の後に検査も受けてもらったから大変だったろう？　心理士の先生からは、きみが最後まで一生懸命に頑張ってくれたって聞いているよ。お疲れさま。いろいろ検査をさせてもらって、それとお母さんからも話を聞かせてもらって、先生は、きみは『自閉スペクトラム症』っていう疾患に当てはまると思うんだ」

「自閉スペクトラム症……ですか？」

先生はAさんに「自閉スペクトラム症とは」と書かれた一枚の紙を見せま

した。

そこには、「人の気持ちを理解することが苦手」「こだわりが強い」といった言葉が並んでいました。Ａさんはそれを見て、とっさに先生に尋ねました。

「先生、その自閉スペクトラム症の人は、思いやりがない人間ですか？」

すると先生は、ゆっくりと首を横に振り、優しく微笑みました。

「自閉スペクトラム症の人は思いやりがないとか、人の気持ちがわからないって勘違いをしている人がいるけれど、それは大きな間違いなんだよ。きみは思いやりのない人ではないよ」

「でも、私はよく優しくないって言われます」

「どういうときに優しくないと言われるんだい？」

「この前はお母さんから、あなたは思いやりがないって言われました。風邪のときに、心配する言葉を言えなかったからだと思います。それに学校で何度も言われたことがあります」

先生はうなずいて、こう言いました。

「自閉スペクトラム症の人は、相手の考えよりも自分の考えを優先しやすい傾向があるんだよ。でも、相手のことをまったく考えていないわけではない。普段は意識していないけれど、きみだって、相手の人のことを考えながら行動しているんだよ」

Aさんは先生の思いがけない言葉にはっとしました。そして言いました。

「私はよく、人の気持ちを考えてないって言われるんですけど、自分なりに考えているつもりなんです」

するとと先生は言いました。

「そうだよね。だれかと一緒にいるときは、だれだって相手の人のことを考えているんだよ」

「じゃあ、なんで私は思いやりがないって言われるんですか？」

「思いやりというのは、相手の人が今どうしてほしいのかを考えることが第一歩になる。今どうしてほしいのかを推測するんだよ。目で見たり、聞いたり、考えたりしてね。Aさんは相手のことを考えてはいるんだけど、時々、推測が外れてしまうことがあるんじゃないかな？」

「どうしたら、思いやりのある人って言われますか？　私も自然に思いやりのあることをしたいです」

「みんなは自然にやっているように思えるかもしれないけれど、予想が外れることだってある。どんなに考えても相手の気持ちを完璧に知ることなんて、だれにもできないんだよ。僕にも無理だ。僕だって、相手の人のためだと思ってやったことが、相手を傷つけることがある。じゃあどうすればいいのかな？　どうしてほしいのか相手に聞いてみることも大切なんだよ」

そして、先生は母親のほうに身体を向けてこう言いました。

「お母さん、Aさんは、今何をするべきか、相手の人が何を求めているのかを推測して、自分で気がついて行動に移すことが苦手なお子さんです。これは自閉スペクトラム症の人の特徴でもあります。もし、Aさんがどうふるまったらいいのか困っている場面があったら、お母さんがわかる範囲で状況を説明してあげてください。もし相手がいる場合には、相手の人がどう思うかを推測して言葉にして伝えてあげてください。これくらいは言わなくてもわかるだろうと考えて、何も言わないでいることが、一番本人を苦しめますから」

母親は、真剣なまなざしで先生を見つめ、うなずきました。

「それと、Aさん。うちの病院には、相手との話し合い方について学べるグループがあるから、Aさんもぜひ参加してみるといいよ。そこにはAさんと同じように、自閉スペクトラム症の子たちが何人か参加しているからね」

＊

病院の帰り道、母親はAさんに言いました。

「この前は、思いやりがない子だなんて言ってしまってごめんなさい。あの後、言いすぎちゃったなって思っていたの。あなたが、学校でも思いやりがないと言われたことがあったなんて知らなかった。私が何か言わなくても、自然に行動してほしいなって思ってしまっていた。でも、言葉にしなければわからないよね。お母さんだって、相手の人の気持ちはわからない。今日からできる限り言葉にして、どう思っているかを伝えるようにするわね。今まであなたが困っていることをちゃんと理解してあげられなくて、ごめんなさい」

Aさんはうつむきながら母親の言葉を聞いていました。これまで困っていたのは、自分がなまけているせいではなかったとわかって、Aさんの心は軽くなっていました。

自閉スペクトラム症の子どもたちのグループセラピー

次の週、Aさんは先生に勧められた自閉スペクトラムの子どもたちのためのグループセラピーに参加しました。そのグループには、中学生が三人、高校生が三人参加していました。初めて参加したAさんのために、全員が、名前と年齢、好きなことを自己紹介しました。

その日の話し合いのテーマは春休みの計画についてでした。一人ずつ発表すると、高校一年生の女の子が、東京で開催されるAさんも好きなアニメのイベントに友だちと参加すると話しました。Aさんはそれまで、親と離れて遠出をしたことがなく、考えたこともありませんでした。しかし、年の近い女の子が参加すると聞いて、自分もどうしても行ってみたいという気持ちになりました。

〝私も絶対に行きたい！〟

早速、家に帰り母親に相談しました。すると母親は、

「東京のイベントに行くだなんて。あなたはまだ中学生よ。お金もかかるし、だめ！」

と聞く耳をもちませんでした。Aさんの住む街から東京までは、電車で一時間半かかります。Aさんは一人で電車に乗ったこともほとんどなく、ましてや東

京に一人で出かけるなんて無謀な計画でした。しかし、Aさんはどうしてもイベントに行きたい気持ちがおさまらず、毎日母親にお願いしました。しかし母親は呆れた様子で、話を聞く前に「だめ」と言って門前払いです。

＊

Aさんは、次のグループセラピーの日、スタッフの心理士の先生に話をしました。

「私、春休みにどうしてもイベントに参加したいです。でもお母さんは絶対だめって言うんです。お母さんはこの前、私が診断を受けたときには、『これからはちゃんと話をするね』って言っていたのに。私の話を何も聞いてくれなくて、すごい腹が立つ！」

するど心理士の先生は、

「もう少し具体的に、どうしたらAさんの計画が実行できるかを考えてみたら？いっしょに計画を練って、お母さんの前で説明してみてはどう？」

と提案しました。

「でも、私が中学生だからだめだって言われた。それに、私だけ東京に行くのはだめだと思う。弟もいるし。でも弟はイベントとか興味ないから。ああ、やっぱり絶対に無理だ」

Aさんは、頭を抱えました。

「Aさん、話す前からだめだと決めつけてはいけないよ。まずは、Aさんがどうしたいのか、計画をわかりやすくまとめてみましょう。そしてお母さんに相談してみよう」

Aさんは早速、心理士の先生と計画を練ることにしました。まず、どうやって行くのか、何時の電車に乗ればいいのか、会場までの行き方、お昼ご飯の場所の候補、帰りの電車……思いつく計画を書き出しました。

その日の夜、Aさんは計画表を見せながら、もう一度母親に説明しました。母親はその計画表を見て驚いた様子でした。

「あなたがこんなに行きたいって思うだなんて珍しいわね。ちょっとお父さんにも相談してみましょうか」

その後、Aさんは父親にも説明しました。すると父親はこう言いました。

「計画表、なかなかよくできているじゃないか。じゃあ、春休みは家族で東京に遊びに行くことにするか？」

「やったー!!」

Aさんはうれしくて、飛び上がりました。

「あ、でもお父さん、X（弟）はどうするの？　私の好きなアニメとか興味ないよね？」

するとお父さんは、

「そうだな。Xはイベントには興味がないだろうから、お父さんがいっしょに行きたがっていた恐竜博に行こうかな」

と言いました。

「そっか！　私がお母さんといっしょにイベントに参加して、お父さんは別行動すればいいんだ」

Aさんは、しっかり説明すればわかってもらえると言っていた心理士の先生の言葉を思い出しました。そして母親を見て言いました。

「お母さん、なんで許してくれたの？」

すると、母親は言いました。

「最初は東京のアニメのイベントだなんて、絶対にだめって思っていたわ。でも、あなたがこんなにちゃんと計画を練っているのを知って、気持ちが動いたのよ。それに、Xのことを考えていて、それって相手のことを考えた行動だし、思いやりなんだと思うわ」

Aさんは、自分が自然と相手のことを考えて行動していたことに気がついて、うれしくなりました。

Aさんはこのことをきっかけに、だめかもしれないと思うことも、まずは言葉にして相談してみようと考えるようになりました。自分とほかの人とでは、意見が違うこともあるけれど、しっかりと話し合うことで、お互いに納得できる答えを見つけられるとわかってきました。

ふたたび登校するようになる

Aさんは、中学三年生に進級したのをきっかけに、登校を再開しました。学校は相変わらず楽しい場所ではなく、疲れてストレスが溜まる場所です。一日が終わると、もうヘトヘトになっています。ただ以前と違うのは、診断を受けたことで、学校で一日を過ごすことの大変さを、両親も学校の先生も理解してくれているということです。周りに理解してもらえたことで、Aさんは休憩を取りやすくなりました。そして、休憩している自分はなまけていると、自分を責めることもなくなりました。今は、以前のように無理をすることなく、疲れが溜まったときには、保健室で過ごしたり、スクールカウンセラーの先生と話をしたりして過ごしています。

❖解　説

学校生活で目立ったトラブルがなく、勉強面の遅れが見られなければ、自閉特性をもっていたとしても、診断を受ける機会につながりにくいでしょう。不登校のようにはっきりとした問題に直面して初めて、自閉スペクトラム症の診断を受ける人はたくさんいます。ただ、周りからは問題を抱えているように見えなくても、本人は生活のなかで、漠然とした生きづらさを抱えていることがあります。Aさんもまた、自分は思いやりのない人間だと感じ、周りの人が自然にやっていることが自分にはできないと悩んでいました。診断を受けたことで、自分の苦手なことの原因が明らかになり、自分はなまけているわけではないとわかり、安心できるようになりました。

学校という環境のストレス

学校は、多くの人が集う場所です。時間割があり、どこで何をするのかがはっきりしていて、ルールもあるという点では、自閉スペクトラム症の人が安心できる要素もあります。しかし、多くの人が集まる環境には、それだけ多くの刺激が生まれます。自閉スペクトラム症の人は、このような無数の刺激を敏感に感じ取ることで、学校で過ごす時間がとても大きなストレスになることがあります。Aさんにとっても、学校という環境はストレスを抱えやすい場所でした。教室のなかには、つねに三〇人以上の人が過ごしています。さまざまな音、明るさ、匂い、室温といった多くの刺激にさらされます。そのため、教室で過ごしていると、落ち着かない、イライラするという自閉スペクトラム症の人も少なくありません。母親がAさんに「なぜ学校に行けないの?」と尋ねたとき、Aさんははっきりとした理由を答えることができませんでした。自分でもうまく説明できないけれど、学校がなんとなくつらかったのかもしれません。

このように自閉スペクトラム症の人は、一般的には気づかれにくい部分で、つらさを抱えることがあります。周囲の人がこのようなつらさに理解を示すことで、本人の安心につながります。学校のなかで、少し落ち着ける場所を準備できれば理想的です。もしそれが難しくても、家庭のなかには安心できる環境をつくることが大切です。

ソーシャルシンキング

「思いやり」とは、相手の立場に立って考えることをいいます。「思いやり」のある行動は相手や状況によって変わるため、「思いやり」はとても曖昧でわかりにくいものです。自閉スペクトラム症の人は、思いやりがないなどと誤解を受けてしまうことがありますが、自閉特性のあるなしにかかわらず、すべての人は周りの人のことを考える力を備えています。だれかといっしょにいるときは、だれもが相手のことを考えて生活しているのです。

周りの人や状況に意識を配り、考えることを「ソーシャルシンキング」といいます。人はソーシャルシンキングを行うなかで、目や耳などを使ったあらゆる情報をもとに、相手の人が感じていることや考えていることを推測し、自分がどう行動するべきかを考えます。このとき、自閉スペクトラム症の人は、一部の情報から相手の考えを推測して、そのことが間違った行動に結びつくことがあります。全体の情報から総合的に判断するよりも一部の情報に注目しやすいところは、自閉スペクトラム症の人の認知の特性のひとつです。推測を間違うと、相手の人がこうしてほしいと思う行動とは別の行動をしてしまいます。ソーシャルシンキングを行っていても、自分一人では推測を誤ることがあります。どう行動したらいいかわからないときには、相手の人に質問してみたり、信頼できる人に相談することが大切です。

困ったときに人に助けを求めるスキル

困ったときに人に助けを求めることは、とても大切なスキルです。自閉スペクトラム症の人のなかには、困ったときに人に助けを求めることが苦手な人が多くいます。自分が困った状態にあることに気がつかず、なんとなくイライラしたり、「面倒くさいからやらない」と放り出してしまうことがあります。困ったことをそのままにしておけば、状況はより悪くなり、自分では解決できない状態になってしまうかもしれません。そうなって初めて、周りの人が気がついて助けてくれることもありますが、いつもだれかがサポートしてくれるとは限りません。

自閉スペクトラム症の診断をもつショーン・バロンは著書のなかで「絶対に

失敗したくないと思いつめていた僕にとって、助けが必要だと認めることは自分が完璧ではないと認めることを意味したのだ」と語っています。彼は、自分が完璧でなければだめだという考えにとらわれて、人に助けを求めるのは恥ずかしいことだと考えていました。困ったときに人に助けを求めるスキルは、幼い頃から少しずつ育っていきます。一度や二度の経験ではなく、日々の生活での数えきれないやりとりのなかで、「わからない」「できない」「無理だ」「失敗した」と感じる状況であっても、周囲の大人が本人とともに問題を解決して乗り越える経験を積み重ねていくことで、失敗しても大丈夫という感覚が身につき、人に助けを求めることの大切さを知っていくのです。

†参考文献
ミシェル・ガルシア・ウィナー＋パメラ・クルーク［稲田尚子・三宅篤子＝訳］（2016）『きみはソーシャル探偵！　子どもと学ぶソーシャルシンキング』金子書房
テンプル・グランディン＋ショーン・バロン［門脇陽子＝訳］（2009）『自閉症スペクトラム障害のある人が才能をいかすための人間関係10のルール』明石書店

［事例❷］
恋愛へのあこがれから
ネットトラブルに発展してしまった一六歳のBさん

恋愛にあこがれる普通の女の子

Bさんは高校一年生の女の子です。幼い頃に医療機関で自閉スペクトラム症の診断を受け、月に一度、スクールカウンセラーからカウンセリングを受けています。Bさんは学校では物静かでおとなしいタイプです。一方で、好きなことにはとことん集中するところがあります。Bさんには大好きなアイドルグループがいます。テレビや雑誌、インターネットで、そのアイドルの最近の様子を知ることが、Bさんにとって何よりも楽しい時間です。中学生までは、同じアイドルグループが好きな友だちと仲が良く、休み時間には好きなアイドルの話題で盛り上がりました。しかし、仲の良かった友だちは他の高校に進学したため、高校ではアイドルグループについて語れる友だちはいなくなってしまいました。高校の周りの女の子たちはファッションやメイクに興味があるようです。しかしBさんにとって流行りのファッションやメイクは、まったく興味のない話題でした。

高校入学から数カ月が経ち、中学時代の友だちに久しぶりに会うと、「彼氏ができた」と打ち明けられました。Bさんはとてもうらやましく思いました。そして自分も彼氏がほしくてたまらなくなりました。少女漫画に登場する高校生の主人公たちは、みんな恋愛を楽しんでいます。自分もそんな主人公たちのように、はやく彼氏をつくって高校生活を楽しみたいと思いました。

ある日、クラスの女の子から「Bさん、彼氏がほしいなら、男の子を紹介してあげるよ」と言われ、Yくんという知らない男の子のSNSの連絡先を教えられました。どうやらYくんは、女の子の友だちをほしがっている、違う高校の男子生徒のようです。Bさんはさっそく、その連絡先に「はじめまして」とメッセージを送りました。すると「Yっていいます！　よろしく！」とすぐに返事が返ってきました。Bさんはその夜から、Yくんと毎日SNSのやりとりをしました。気づいたらBさんはYくんのことばかり考えていて、すっかりYくんに夢中になっていました。

「裸の写真を送って」

数日経った頃、Yくんから自撮りの写真が送られてきました。帽子を被って斜めから写したその写真からは、ちゃんとした表情はわかりませんでしたが、なんだかかっこいい男の子に見えました。すると次にYくんから「自分の写真を送ったから、今度はBちゃんの自撮り写真を送ってよ」と連絡が来ました。Bさんは、Yくんが送ってくれた写真と同じように、斜めの角度の写真を送りました。するとYくんから「かわいいね！」と返信が来ました。Bさんはその言葉を聞いてとてもうれしくなり、心臓がドキドキしているのがわかりました。今度は、Yくんから「Bちゃんの裸が見たいな」とメッセージが送られてきました。Bさんは驚きましたが、ちょっとうれしくなりました。なぜなら、裸の写真を送ってほしいということは、Yくんが自分のことをただの友だちではなく、特別な存在として認めてくれたからだと思ったからです。さらにYくんは「みんなには絶対に内緒にするよ」と送ってきました。そのときBさんは、自分の裸を見せることは恥ずかしいので、やっぱり迷う気持ちもありました。でも〝Yくんが絶対に内緒って言うなら、裸の写真を送ってもいいかな〟と考え、Bさんは自分の裸の写真をYくんに送りました。Yくんは返事に「かわいいね。二人だけの秘密だね」と書いてきました。それを読んでBさんはほっとしました。「秘密」ということは、BさんはYくんとこっそり付き合いはじめたということかもしれない、そんなふうに思いました。Yくんとふたりだけの秘密をもったBさんは思い切って、「いつ会えるの？」と送りました。しかしメッセージは既読になるものの、なかなかYくんから返事は来ません。しばらくすると、Yくんから「今度部活の大会があるから忙しいんだよね」と送られてきました。Bさんは「今度っていつ？　何日から暇？」と送りました。しかし、そのあとYくんからは返事が来ません。Bさんは「ねえ、Yの裸の写真も見せてよー」と送ってみましたが、やはり返事は来ません。Bさんは少し不安になりました。そして「私たち付き合ってるんだよね？」「私はYの彼女でしょ？」「なんで返事をくれないの？」といろいろなメッセージを送ってみましたが、やっぱり返事はありませんでした。Bさんはそのあと、「なんで？」「なんで？」「なんで？」と数えきれないほどメッセージを送りつづけました。

次の日になっても、BさんからYくんに送ったメッセージは既読になりませんでした。Bさんはふたたび「どうして返事くれないの？」と何回も送りました。すると、その日の夜、Yくんから電話がかかってきました。電話に出ると、電話の相手は女の人の声でした。Bさんは怖くなって電話を持ったまま立ちすくみました。その女の人はYくんの母親でした。そして「昨日から何回も同じメッセージを息子に送っています。息子は困っています。申し訳ないですが、もう、うちの息子とは関わらないでください」と言われました。Bさんはそれを聞いて頭が真っ白になり、大声で泣きました。Yくんの母親は「お母さんに電話を替われる?」と言い、BさんとYくんの母親同士で話をすることになりました。電話の途中でもBさんは「私たち付き合ってるのに、どうして連絡くれないの?」と大声で叫びながら泣いていました。

Bさんの母親は電話を切ると、「Yくんは、今日一日だけであなたから二〇〇通もメッセージが送られてきて困ってるんだって」と言いました。Bさんが「わたしたち、付き合ってるのに」と言うと、母親は「Yくんは付き合っていないって言っていたよ」と言いました。Bさんは涙があふれてうまく説明ができません。すると母親から「明日、お母さんからスクールカウンセラーの先生に説明しておくから、あなたも相談してみなさい」と提案されました。

スクールカウンセラーとの相談

次の日、Bさんはスクールカウンセラーに会い、昨夜の出来事を話しました。そのなかで、Yくんに裸の写真を送ったことを話しました。そして「裸の写真を送ってほしいって言われたということは、Yくんは私のことを彼女だと思っているんですよね？　わたしたちは付き合ってるってことですよね？」と聞きました。するとカウンセラーは「うーん……それは違うと思うよ。付き合っていなくても、裸の写真を送ってほしいと頼まれることはあるの。でもね、自分の裸はとてもプライベートなことだから、頼まれたからといって、人に見せたりしてはいけないのよ」と言いました。Bさんは「付き合ってると思ったから写真を送ったのに！」と言って泣き出しました。カウンセラーは、泣いているBさんの肩にそっと手を置き、そして言いました。

「Bさん、Yくんに裸の写真を送ってほしいって言われたとき、どんな気持ちになった？」

Bさんはあふれる涙をこらえながら、

「うれしかった。だって友だち以上ってことだと思ったから」

と答えました。するとカウンセラーは、

「そうなのね、うれしい気持ちがあったんだね。じゃあ、恥ずかしいな、嫌だなっていう気持ちはなかった？」

と聞きました。Bさんは、

「恥ずかしかったよ。けど、Yくんは絶対内緒って言うから大丈夫だと思った。Yくんのことを信じてたのに……」

と答えました。カウンセラーは言いました。

「Bさんには、うれしい気持ちも恥ずかしい気持ちもあって、混乱していたのね。自閉スペクトラム症をもっている子はね、嫌だな、断りたいなっていう気持ちになったときに、『ダメ』とか『嫌』っていう言葉が思いつきにくいことがあるの。そして本当は嫌だなと思っているのに、相手に合わせてしまうこともよくあるのよ。たとえ好きな人でも、自分が嫌だと思うことを言われたり、されそうになったら、『嫌だ』『やめて』と言っていいのよ。好きな人の言うことを全部受け入れないといけないわけではないから」

その言葉を聞いて、Bさんは言いました。

「でも、もし恥ずかしいから嫌だって言ったら、Yくんに嫌われると思った」

するとカウンセラーは、

『嫌だ』『やめて』と言えるようになることはとても大切なことなの。それができないと、危険な目に遭ったり、良くないことが起こったりするのよ。考えてみて。もしYくんに『嫌だ』と伝えたとして、YくんがBさんのことを本当に大切に思っていたら、Yくんが怒ったり、Bさんのことを嫌いになったりするかしら？」

と聞きました。

「ううん」

と、Bさんは首を振りました。カウンセラーは言いました。

「本当に大切に思っていたら、Bさんが嫌だと思うことはしないよね」

Bさんは、Yくんとのやりとりを思い出しました。裸の写真を送ってほしいと言われた瞬間、たしかにBさんのなかには、恥ずかしい気持ちがあり、写真を送ることに不安があったことに気がついたのです。カウンセラーは言いました。

「これから先、今回のように困ってしまう場面はたくさんあると思うの。そのときは、まずだれかに相談してみることが大切よ。うまく言葉にできなくてもいいから、私や、お母さんのように信頼できる人に伝えてね」

カウンセリングを終えると、カウンセラーはBさんの母親と連絡を取り、Y

くんの母親に、送った写真を削除してもらうようお願いしてほしいと伝えました。Bさんはその後、週一回のカウンセリングを続け、カウンセラーといっしょに、自分の気持ちを整理することになりました。

❖解　説

目で見た情報を重視する特性のある自閉スペクトラム症の人にとって、インターネットを経由した目に見えない情報のやりとりは、理解しにくい部分が多いでしょう。Bさんは、Yくんが内緒にしてくれるなら裸の写真を送っても大丈夫だと考えました。ですが、相手が内緒にすると約束してくれたからといって、自分のプライベートな写真を相手に送るのはとても危険で、思わぬトラブルに巻きこまれることもあります。インターネットを経由した情報の正しいやりとりについては、思春期に入る前に、ルールとして正しく学んでおくことが必要です。

「ノー」と言うスキル

Yくんに裸の写真を送ってほしいと頼まれたとき、Bさんには複雑な感情が湧いていました。自閉スペクトラム症の人は、自分自身の感情に気がつくことが苦手です。ポジティブな感情もネガティブな感情もどちらも浮かぶ複雑な場面で、適切な対処をするのはとても難しいことです。さらに、自分の感情に気がついて、「嫌だ」「やめてほしい」と相手に伝えることは、簡単ではありません。これは、思春期の自閉スペクトラム症の人が直面する課題です。「ノー」と言うことは、とても重要なスキルのひとつです。自閉スペクトラム症の人のなかには、自分の意見など取るに足らないと考え、自分の意見よりも周りの人の意見に合わせたほうが物事はうまくいくという信念をもっている人がいます。その理由として、幼い頃から、自分一人でやったことが良い結果にならなかったり、注意を受けたりする経験が積み重なったことで、自分の考えに自信がもてなくなり、周りの人に依存した行動を取りやすくなることが考えられます。Bさんが Y くんに対して「恥ずかしいから嫌だ」と断ることができず、言いなりになってしまったのは、もし断ったら Y くんに嫌われるのではないか、怒らせてしまうのではないかと考えたからでした。少しでも嫌だなという感情に気がついたら、その感情を大切にしましょう。そして一人で解決しようとせず、信頼できる人に相談してください。

「ノー」と言うスキルは、自分を守るための大切なスキルです。そして、相手にも「ノー」と言う権利があります。相手が「ノー」と言ったときには、それを尊重しなければなりません。相手とのほどよい心の距離は、目で見て測ることはできません。さまざまな経験を通じて、居心地のよい人との関わり方を学んでいくことは、思春期の大切な課題と言えるでしょう。

気持ちをコントロールする

Bさんは、SNSを使ってYくんに何度もメッセージを送りつづけました。たとえ相手から返事が返ってこなかったとしても、一方的に何度もメッセージを送りつづけることは、相手を不快にさせてしまう行動ですから控えなければなりません。しかしBさんは、「相手の気持ち」にうまく気づけず、自分のやりたいように、自分の気のすむまで、メッセージを送りつづけてしまいました。このように、他人の気持ちを推し量って自分の要求を伝えるのが難しいということも、自閉特性のコミュニケーションの特徴のひとつです。また、気持ちのコントロールも、自閉スペクトラム症の人は苦手だと言われています。気持ちが切り替わらず、自分ではどうしようもないときの対処法を、冷静なときに、家族やカウンセラーなどの支援者と話し合っておくとよいでしょう。

†参考文献
デビ・ブラウン〔村山光子・吉野智子＝訳〕(2017)『アスピーガールの心と体を守る性のルール』東洋館出版社

［事例❸］
進路選択に悩む一八歳のCさん

自閉スペクトラム症だと就職できない？

Cさんは進学校に通う高校三年生の男の子です。小学三年生のときに自閉スペクトラム症と診断されています。Cさんは高校を卒業したら医学部に進学したいと考えていました。しかし模試を受けたところ、今の成績では医学部はかなり難しいという判定が出ていました。担任の先生は、Cさんが興味のありそうな医学部以外の学部を候補に挙げて勧めてくれました。しかしCさんは「俺は医学部じゃなきゃ大学には行かない」と、先生からの提案を強く突っぱねつづけました。Cさんの両親も、「医学部にこだわらなくてもいい」と声をかけますが、Cさんはまったく聞く耳をもちませんでした。それどころか、進路の話になると「口出しするな！」と怒るので、両親はCさんの好きなようにさせようと考えました。

受験の時期になっても思い通りに成績が伸びなかったCさんは、結局浪人することを決めました。翌年、「次こそは絶対に医学部に入学するぞ！」と張り切っていたのですが、模試になると体調を崩してしまい、テスト中は手が震えたり、息苦しくなったりして、なかなか勉強に集中できません。このままでは今年も大学に合格することは危ぶまれ、Cさんの気持ちも焦るばかりです。そんなCさんを心配した予備校の先生は、Cさんに予備校のカウンセラー[†2]に相談してみるよう勧めました。

不安の正体を知る

カウンセラーはCさんに「なぜ医者になりたいと思ったの？」と尋ねました。Cさんは一言、「人を助けたいから」と答えました。さらにカウンセラーが、

†2　予備校のカウンセラー
近年、大学受験生の精神面をサポートするために、臨床心理士などの心の専門家を配置している予備校が増えています。

「ほかの大学でも人を助けるような職業に就くことはできるけれど、Cさんはどうして医者がいいなと思うの？」と尋ねると、

「とにかく偏差値の高いところに行きたいから。医学部は一番偏差値が高いでしょ」と少し強い口調でCさんは答えました。

「なぜ偏差値の高いところに行きたいの？」というカウンセラーの質問には、

「偏差値の低い大学に行ったら、不幸になる」とはっきりとした口調で答えました。その言葉にカウンセラーは驚いた様子で、

「Cさんにとって不幸になるというのはどういうこと？」

と尋ねました。するとCさんは、

「偏差値が低い大学に行ったら、就職先が見つからない。それにみんなにも馬鹿にされる」と答え、少しうつむいて悲しげな表情を浮かべました。カウンセラーはこう続けました。

「就職のことまで考えて進路を選択するというのはとても良いことね。でも、医学部以外が『偏差値が低い』っていうのは、本当なの？　そして偏差値が低いから就職先が見つからないし、馬鹿にされるっていうのは、本当なの？」

Cさんはカウンセラーに尋ねました。

「自閉スペクトラム症だと就職できないでしょ？」

Cさんは自分に自閉スペクトラム症の診断があることで、就職は難しいだろうと考えていたことがわかりました。医学部にこだわっていたのは、自閉スペクトラム症があっても、一番偏差値の高い学部に入学しておけば就職も安心だと思ったことが理由でした。また、難易度が高い大学に入学することで、自分に自信をつけたいという思いもあるようでした。Cさんは診断こそ伝えられていましたが、自閉特性については多くの誤解があるようでした。

その後もカウンセラーとの面接を続け、自閉スペクトラム症の診断について正しく理解することを始めました。Cさんは、「好きなことにはとことん集中して取り組む」「細かな作業やマニアックなことが好き」という自分の自閉特性の強みについて知り、そのことは自分の人生にとってプラスになる可能性があることも納得できました。また、自分が好きなこと、興味のあること、落ち着ける時間について振り返るなかで、医者のように人を相手にする職業よりも、機械をいじるエンジニアの仕事に魅力を感じるようになりました。Cさんは昔からプラモデルを作ることが大好きで、小学生の頃はラジオを作ったりするほど工作や機械いじりに夢中になっていました。

また、どうしても偏差値を気にするCさんに、カウンセラーは「じゃあ、周りの大人がどんな大学を卒業しているか、いっしょに調べてみない？」と提案しました。思いつく周囲の大人、父親や母親から、芸能人や政治家まで、名前と卒業した大学をリストアップしていきました。すると、どんな大学を卒業しているのかということと、その後で幸せに暮らしているかは、あまり関係がないとはっきりとわかりました。また、リストアップしながら、特に芸能人のなかには、自閉特性のありそうな人が意外とたくさんいることがわかってきました。そして、その人たちは特性をうまく活かしながら活躍していました。

その後のCさんは、偏差値に縛られることなく、自分の自閉特性と自分の興味を軸に、カウンセラーとともに大学を選びなおし、いくつかの候補を挙げました。すると、それまでは医学部のことばかりを考えて焦っていた状態から解放され、気持ちに余裕ができて、落ち着いて勉強に集中できるようになりました。医学部を第一志望としつつも、もし自分の成績が届かなかったときには、他の選択肢を考えることに決め、残りの受験生活を送っていくことになりました。

❖解　説

自閉スペクトラム症の人が進路選択をするときに起こりやすい問題

どのような進路を選ぶかは、将来に関わるとても重要な決断です。進路を選ぶなかで最も大切なことは、自分に合う選択をすることです。自分に合う選択は、学力面に限ったことではありません。学力を含め、興味のある分野の勉強ができそうかどうかということも考えなければなりません。そもそも、自分がどんなことに興味をもっているかを考えることが前提となります。また、親元を離れて一人暮らしになる可能性もありますから、自分自身の日常生活スキル〔†3〕も考えて、生活の拠点となる地域についても考えておく必要があるでしょう。このように進路選択は、さまざまな側面から考えなければなりません。

偏差値というのは、ひとつの指標でしかありません。しかし、偏差値は数字で表されるため、序列がわかりやすく、自閉特性のある人のなかには、この数字に振り回されやすい人もいます。偏差値が高いからといって、自分に合う大学とは限りません。また他の人から見た大学の評価は、参考にしてもいいのですが、それを理由に進路選択をすることは避けましょう。他の人が良いと思う大学と自分が良いと思う大学は異なることがあるからです。

†3　**日常生活スキル**　身辺の自立、家事、金銭管理など、生活を営むために必要な基本的技術。

Cさんは、医学部に進学することで、自閉スペクトラム症の診断をもつ自分の自信につなげたいと考えていました。大学受験により、それまでの劣等感を解消しようとすることは、自閉スペクトラム症の人に限らずよくあることです。しかし、大学に合格して一時的に自信がついたとしても、その自信は脆く、長続きしないかもしれません。周りと比べたり、偏差値で判断するという価値観が、ふたたび自分自身を苦しめることにもなりかねません。ひとつの価値観に固執してしまっているときには、少し立ち止まって、なぜそうなってしまうのかを考えましょう。もしかしたら、自閉特性についてよく理解しておらず、強い劣等感に苦しんでいる部分があるかもしれません。この本のなかでも、スティグマについて説明をしました（第1章参照）。自分自身のスティグマについて理解し、そのスティグマから解放されることで、周りに振り回されない、自分らしい主体的な決断ができるようになります。

［事例❹］

大学生活での環境の変化に困ってしまった一九歳のDさん

受講科目数の加減がわからない

Dさんは大学一年生の男性です。大学進学により実家から離れ、県外にある大学の文系学部に進学して一人暮らしを始めました。入学後、大学ではすぐにオリエンテーションの時間があり、これからの大学生活について説明を受けました。大学では自分で講義を選択し、スケジュールを組むことができるという説明がありました。また、毎年単位が足りなくて留年してしまう人がいるため、なるべく早めに単位を取得したほうがいいということも聞きました。配布されたシラバス（講義内容一覧）を読むと、面白そうな講義がたくさんあります。Dさんは、興味がある講義はなるべくすべて受講したいと思いました。その日の夜、シラバスを隅から隅まで読んで、深夜までかかって一週間すべての時間割を講義で埋めました。

次の週、月曜日の一限目は、いよいよ初めての講義の日です。講義室に行くと、たくさんの学生が廊下にまであふれています。すでに講義室は満席です。Dさんは焦って、やっとのことで講義室に入りました。すると、その講義はとても人気があり、希望者が定員を大幅に上回っていることを知りました。受講できるかどうかはどうやら抽選で決まるようです。自分が希望していても講義を受けられないことがあると知り、Dさんはがっかりしました。

次の時間、別の講義室に向かうと、今度はとても人数が少なく、希望すれば全員、受講許可がもらえそうだったため、Dさんは一安心しました。自己紹介で他の受講者の学部と名前を聞きました。すると自分以外の受講者はみんな、理系の学部に所属していることを知りました。Dさんは唯一の文系学部の所属です。先生から「わかりにくい部分はみんなと協力して理解してください」と言われました。

最初の一週間は毎日新しい講義ばかりで、一週間が終わる頃にはヘトヘトでした。次の週、人気の講義の抽選結果が届きました。Dさんは残念ながら抽選に外れ、受講できませんでした。せっかく希望した講義だったのに抽選に外れたことで、Dさんはとても落ちこみました。そして、Dさんの時間割にはひとつ空欄ができました。〝空欄のままじゃなまけてることになる。何かほかの講義で埋めよう〟。Dさんは、もう一度シラバスを見て、あまり興味のない講義でしたが登録することにして、時間割のすべての枠に講義を入れました。

学校に行けなくなってしまう

入学して二カ月が過ぎた頃、Dさんは朝起きるのがおっくうになりました。特に月曜日の一限目はあまり興味のない講義を選択したため、大学に行く気持ちになれません。また、二限目の講義は理系の人に合わせているため、Dさんにはとても難しい内容です。Dさんは講義を一度休み、二度休んでいるうちに、しまいには必修科目の単位取得さえ危ぶまれるようになりました。ある日、所属する学部の先生からメールが届きました。このままでは必修科目の単位が取れないという内容でした。「心配しています。一度面談をしましょう」と書かれていました。しかしDさんはメールに返信しませんでした。

一週間後、今度は実家の親から電話がありました。親からの電話で「学校の先生から、講義に出ていないって連絡が来たよ。大丈夫?」と聞かれました。Dさんは「大丈夫だよ」と答え、電話を切ってしまいました。次の日、ふたたび親から電話がかかってきました。親は「学生相談センターというところで話を聞いてくれるんだって。一度行ってみたら？」と言います。「学生相談？　何それ？　カウンセリングって、病んでる人が行くところでしょ？　俺は大丈夫だから」とDさんは答えました。すると「学生相談の先生が、来週の月曜日なら時間はいつでもいいから、一度顔を出してって言っていたよ。必ず行きなさいね」とDさんに伝え、電話を切りました。Dさんは〝学生相談なんてどこにあるんだよ。だいたい自分にはそんなの必要ないし〟と苛立ちました。

翌週の月曜日、親から学生相談に行くように言われていたことは、Dさんの頭の片隅にありました。しかし行く気持ちにはなれませんでした。結局、大学には行かず、近くのショッピングセンターで映画を観たり、ゲームをしたりして一日を過ごしました。その日の夜、ふたたび親から電話がかかってきましたが、Dさんは電話に出ませんでした。すると次の日、実家から突然、母親がDさんのアパートに訪ねてきました。

母親は部屋に入るなり言いました。

「昨日、学生相談に行くって言ったのに、あなた行かなかったでしょ？」

「はあ？　そんなの知らない。だいたい学生相談なんて聞いたこともないし。どこにあるんだよ。いつでも顔出していいって言われても、いつ行けばいいかわかんないじゃん！」

Dさんは母親に引っ張られるように学生相談に連れていかれました。学生相談に行くと、数人の学生が出入りしているのが見えました。その様子を見て、「へえー、結構来てる人いるんだなあ」と、Dさんは少し安心しました。

なぜ講義に行けなくなったのかを理解する

Dさんは、あるカウンセラーと話をすることになりました。Dさんが大学に行かなくなったことについて話すと、カウンセラーは「大学は高校までと違って、時間割が決まってないから、自分で決めなきゃいけないよね。そうすると、高校時代みたいに、全部の枠に講義を入れようとする学生さんが結構たくさんいるのよ」と言いました。〝それ、俺じゃん……〟。Dさんは自分が無理な講義スケジュールを組んでいたことを初めて知りました。カウンセラーから、大学の講義は高校時代のように毎時間入れる必要がなく、必修科目を中心に、無理のないスケジュールを組めばいいと説明を受けました。そして空き時間があるのが普通であることも知りました。他の学生は、空いている時間に休憩を取ったり、講義の予習や復習の時間に使っていると聞きました。また、理系学部の学生が中心となる講義は専門的な内容になるため、受講には慎重になったほうがよかったことも知りました。

Dさんはカウンセラーと相談し、残りの期間は必要最低限の講義だけに絞って出席するように、スケジュールを組みなおしました。必要最低限の講義に絞ったDさんは、必要な単位を落とすことは免れました。その後も定期的に学生相談のカウンセラーと面談を続け、後期の講義スケジュールはいっしょに決めることを約束しました。

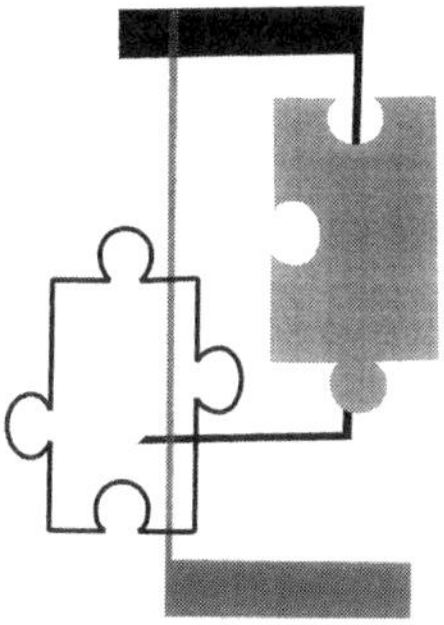

❖解　説

大学生活の明示されないルール

大学は、高校までの生活と違い、自分自身で自由な選択ができる場所です。高校では時間割が決められ、生徒はみな同じスケジュールで生活していましたが、大学では多くの場合、時間割を自分で決めることになります。同じ学部の学生だからといって、まったく同じスケジュールになるわけではありません。Dさんのように、受講したい講義が受けられないということもよくあります。講義に限らず、それまでの生活とはギャップが大きいため、入学直後に適応できなくなる学生が多くいます。

Dさんは、自分ひとりで講義のスケジュールを決めました。そのため、無理なスケジュールを組んでしまったことにも気がつかず、結果的にスケジュールをこなせず、講義を休みがちになりました。自閉特性のある人には、自分ひとりで判断した結果、必要以上に負担を抱えながら生活をしてしまうことがよく見られます。人に頼るということを恥ずかしいと考える人も、少なからずいるようです。しかし、だれかに相談することはとても大切なスキルです。だれかに相談することでうまくいった経験を、できるだけ早く積んでおくことも大切でしょう。

大学生活は、一人暮らしをする人が多く、身の回りのことも自分で行わなければなりません。初めて親元を離れて生活をするようになって、すぐに昼夜逆転してしまう人がいます。一度昼夜逆転になると自分で修正することは難しいのですが、このときも人に相談できず、もっと状況が悪くなり、完全に家に引きこもって大学に行かなくなってしまう人がいます。

またグループで協力しながら進めていく形式の講義では、周りの様子を見ながら仕事を分担しなければなりません。自閉特性のある人にとっては、特にストレスを感じやすいでしょう。時には、ノートを見せ合ったりして、頼ったり頼られたりしながら乗り越えることが必要です。ですから、困ったときはだれかに相談することがとても大切になってきます。

最近では、自閉スペクトラム症をもつ学生を支援する大学が増えています。困ったことがあれば、まずは学生相談室に行ってみましょう。

コラム❸

適応と不適応 ― 白石真生

かつてのソ連にアレクサンドル・ルリヤという心理学者がいました。とりわけ文盲の農民たちの調査を行ったことで有名な人物です。彼が行った調査のひとつに、一つだけ異なるカテゴリーに属する四つのモノが描かれている絵を見せ、それらをグループ分けしてもらうというものがありました。たとえば、ハンマー・のこぎり・丸太・手斧といった具合です。現代社会に生きる私たちがこれらの絵を見せられれば、丸太以外は道具なので、丸太が仲間外れだと答えるでしょう。ところが、ルリヤが調査した文盲の農民たちは、そのような答えを導き出しませんでした。

ある面から見れば、これは彼らが一定の知的能力を「欠いている」ということを示しています。たとえば、抽象的な概念の理解、分類分けの操作、正答を探す態度といったものです。難しく聞こえるかもしれませんが、これらはどれも、私たちの社会では、学校生活によって、そして日常生活を通して自然に身につけていく基礎的な知的能力です。学校の勉強はほとんどすべて抽象的な概念の理解を必要とするものであり、同時に抽象概念を使う練習にもなっています。物事を異なったカテゴリーに分けるという理解の仕方は、学校だけでなく、図鑑などを通して身につけられます。与えられた選択肢のなかから正しい答えを探すということは、学校はもちろん、テレビ番組のクイズでも求められることです。これらの基礎的能力を欠いた人は、現代の日本社会では不利な位置に置かれたり、暮らしにくかったりするでしょう。言い方を換えれば、ルリヤの調査した文盲の農民たちは、現代の日本社会では不適応に陥るだろうということです。

しかし、実は私たちもまた一定の能力を「欠いている」のです。文盲の農民たちの思考や意識は、抽象的な概念を使って正解を探すことには向けられていませんでした。絵として見せられた道具や材料を「実際に使う」ということに関心が集中していたからです。彼らにとってハンマーや丸太は抽象的な概念ではなく、具体的なモノであり、それらを使って何をするかということのほうがはるかに重要だったのです。その絵を見せられた瞬間に彼らの頭に浮かんだのは、それらを抽象的カテゴリーに分類することではなく、それらを使って何かをする、つまり家を建てるということでした。これに対して、現代日本に暮らす私たちは、ハンマーや丸太の絵を見せられても、それらを使って家を建てることなど考えもしないでしょう。大工を除けば、自分で家を建てるということが、現代の日本社会で生きる人間にとっては重要ではなく、縁遠いものですらあるからです。また、自分で家を建てる能力をもたなくとも、私たちの社会では生きていくのに何の支障もないからでもあります。

ルリヤの調査した農村では事情が違います。家を建てる技術というのは、自分たちの生活に、場合によっては自分たちの生存に直結する重要なスキルです。開拓農民であれば、まず木を切り倒してシェルターを作らなければ、雨風や寒さ、野生動物などといった危険から自分の身を守ることができません。つまり、平均的な日本人もまた、ルリヤの調査した村のような環境に行けば、不適応に陥るのです。しかもより深刻な不適応です。

このように、適応・不適応というのは、実は環境のあり方と相関して決まる相対的な問題であり、その人固有の性質によって前もって決められているものでも固定されたものでもないのです。

第4章

事例でまなぶ年齢別ガイド②
成人編

大島郁葉

はじめに

成人期は、二〇代前半から始まり、老いて死ぬまでずっと続きます。つまり人生で一番長い時期が成人期です。成人期になると、親元から徐々に離れて、精神的にも経済的にも少しずつ自立し、自分の人生を開拓していきます。

自閉スペクトラム症の人が成人期に抱えやすい問題はどのようなものでしょうか。ひとつに、自立において必要な生活スキル（日々の生活を自分でマネジメントする能力）の問題を抱えることがあります。というのも、自閉スペクトラム症の人は実行機能（計画的に行動するために何かを我慢したり、コントロールしながら行動すること）がうまく働かないことがあったり、感覚の特異性（感覚が強すぎたり弱すぎたりすること）をもっていたりするため、生活上のスキルがうまく身につかない場合があるからです。

また、就労の問題もあります。自閉スペクトラム症の成人は、自分がどんな仕事に向いているかという見通しがないまま、自分に合わない職業選択をしたり、細部にこだわって全体を見通した作業ができなかったり、周囲とのコミュニケーションがうまくいかなかったりして、仕事が続かないことがあるからです。

生活スキルや就労の問題とも関連しますが、結婚や子育てといった長期的な対人関係の課題に直面することもあります。

最後に、自閉スペクトラム症の成人は、長期にわたり生きづらさがあることから、自尊心が低下し、場合によっては不安やうつなどの心理的な問題（いわゆる二次障害）を抱える場合も少なくありません。成人期の場合、自閉スペクトラム特性そのものよりも、むしろ慢性的な社会不適応のほうがメンタルヘルスの悪化に影響するという研究もあります。

本章では、自閉スペクトラム症の成人がどのような問題に直面し、どのようにその問題を理解し、そして解決していく道筋をたどるのか、典型的な事例をもとに紹介していきます。

ここでは、四名の事例を紹介します。はじめに、それぞれどのような人たちなのか、簡単に紹介します。

［事例❶］

三〇歳で自閉スペクトラム症と診断された引きこもり状態のEさん

◉事例のポイント

Eさんは小学校から登校しぶりがあり、高校卒業と同時に引きこもりになってしまいました。しばらく引きこもっていましたが、Eさんが三〇歳近くになったときに母親が病気になり、それをきっかけとして病院を受診し、自閉スペクトラム症という診断を受けました。三〇歳にもなって自閉スペクトラム症と言われてもどうしてよいかわからず、Eさんは困ってしまいましたが、その後、自分の自閉特性の理解を進めながら回復を目指していきます。

◉キーワード

- 知能検査
- 自閉スペクトラム症の感覚特性
- 二次障害

・自閉特性の強み

［事例❷］

人と関わることができず社交不安症と診断された二四歳のFさん

◉事例のポイント

Fさんは幼少期から人と関わるのが苦手で、幼稚園の年長のときに、母親に連れていかれた地域の発達支援センターから「グレーゾーン」と説明を受けています。母親は、Fさんの人付き合いが上手になるように、チアリーディングや水泳教室などの習い事を積極的にさせてきましたが、どれもうまくいきませんでした。そして高校生のとき、ある事件がきっかけでFさんは不登校になってしまいます。

ここでは、グレーゾーンと幼少期に言われたことのある人がたどりがちなプロセスが描かれています。たとえば、苦手なことを克服するために習い事をさせられて、うまくいかなかったり、周囲から見たら理解できないようなことがきっかけで、不登校になってしまったりすることです。Fさんは二次障害が顕著だったので、肝心の自閉スペクトラム症が見えにくい状態でした。しかしFさん自身が自閉スペクトラム症の存在に気づいたとき、治療が本格的に動き出します。

◉キーワード

・グレーゾーン
・二次障害（社交不安症）
・成人期の自閉スペクトラム症の診断プロセス

［事例❸］

生活の大半を「自己ルール」に縛られていた三三歳のGさん

◉事例のポイント

Gさんは幼少期からさまざまな自分独自のルールのなかで生きてきました。それらのルールは人に迷惑をかけるものではなかったため、学校でも問題にはなりませんでした。しかし、年々そのルールが増えていき、

Gさんは苦しくなって引きこもるようになりました。そのときに行ったメンタルクリニックでは「強迫症」[†1]と診断され、カウンセリングを四年間も受けましたが、症状は軽減しませんでした。その後、発達障害専門機関に行き、自閉スペクトラム症と診断され、自閉特性を理解しながら症状をコントロールするスキルを学ぶようになります。

この事例では、対人関係以外でも自閉スペクトラム症ゆえの問題が起こる様子を紹介しています。また、強迫症の治療は、自閉スペクトラム症がある人とない人とでは異なります。「強迫」は自閉スペクトラム症の特性のひとつですが、強迫をなくすのではなく、うまく付き合うことが大切になります。成人期になると、Gさんのように二次障害から自閉スペクトラム症の存在がわかることも多々あります。

†1　強迫症
強迫症とは、自分の意思に反して、不合理な考えやイメージが頭に繰り返し浮かんできて、それを振り払おうと同じ行動を繰り返してしまう精神障害。

◉キーワード
- 自閉スペクトラム症の行動特性（繰り返し行動）
- 二次障害（強迫症）
- 内的な不適応感

［事例❹］

感情がコントロールできず
妻から離婚を切り出された五〇歳のHさん

◉事例のポイント

Hさんは働きざかりの五〇歳の男性で、多忙な毎日を送っています。Hさんはせっかちな性格で、自分の思い通りにいかないと、家族によく怒ってしまいます。ある日、娘が食事をとらなくて痩せてしまったことをきっかけに、Hさんは激高し、家族に悪口雑言を浴びせます。その日を境に家族はHさんのもとを去ってしまいました。その後、Hさんはカウンセリングを経て、自分の自閉特性を意識するようになります。

Hさんの事例を通して、パワー・ハラスメントやモラル・ハラスメントなどの加害行為の背景に、自閉特性が影響している可能性もあるということを紹介していきます。

◉キーワード

・モラル・ハラスメント

・感情コントロール

・怒りのコントロール

［事例❶］

三〇歳で自閉スペクトラム症と診断された引きこもり状態のEさん

理由のわからない引きこもり生活

Eさんは三〇歳の男性です。Eさんは毎年、誕生日が来るのが嫌で仕方ありません。なぜなら、歳を取るごとに自分がどうしようもなく劣った人間であると自覚させられるからです。Eさんは仕事をしていません。高校を卒業してからほとんど外に出ることなく、ずっと家にいて、親と同居しています。Eさんは二人兄弟ですが、弟は大学を卒業したあとに実家から遠く離れた場所で暮らしており、去年結婚をして、新居を構えました。Eさんは弟に対し、自分が到底できそうもないことをして、親を喜ばせてくれてありがたいと思っています。Eさんには大学受験の頃、どうにか大学に通いたい、自立したいという思いがありました。しかし、大学受験でまず大きな壁にぶつかりました。ひとつには、とにかくEさんは字を書くことが遅いのです。書けない字はないのですが、スピードがゆっくりで、試験は毎回、時間切れになってしまいます。ゆっくりやれば正解がわかる科目でも、試験時間中に半分も回答を埋めることができません。もうひとつには、たとえ大学受験でうまくいったとしても、大学生活を送ることがEさんは想像できませんでした。友だちの作り方もわかりませんでした。いや、生まれてこのかた、友だちはいなかったのではないか、とさえ思えます。そうすると、大学受験も一年後でいいや、二年後でいいや……というように、どんどん先延ばしになってしまいました。気づけば、高校を卒業してから一二年が経っていました。

Eさんにとって、長い引きこもり生活には罪悪感もありますが、その反面、安心感もあります。なぜなら、自分の好きなものに囲まれ、起きてから寝るまで、自分の好きなように過ごすことができるからです。Eさんの好きな過ごし方にはある「法則」があります。まず、いつ、どこで、何をするかというスケジュールはすべて決まっています。朝食はどこで（食卓のどの位置で）何を食べるか、昼食は何を食べるか、ということがだいたい決まっています。細かいことで言えば、食べる順番、食べ方、スプーンのどの位置に口をつけるかなど、ありとあらゆる「好きな習慣」をもっています。このような「好きな習慣」に囲まれると、Eさんはなんとも言えず心地よくなり、一生同じことを毎日繰り返していたいと強く思うのです。この繰り返しの瞬間は、とても気持ちがよく、生きていて楽しいと思える大事な時間です。このような調子で、Eさんはたまに罪悪感にさいなまれながらも、実は幸せな毎日を過ごしています。

理由のわからない生きづらさ

今のように引きこもる前も、Eさんは中学生の頃からずっと不登校でした。理由は自分でもうまく説明できません。小学生の頃は、「学校というところが苦痛だ」などと意識したことはありませんでした。しかし、それなら苦痛ではないのかと言われると、やっぱり学校は苦痛でした。なぜあんなうるさい場所に毎日通い、窮屈な集団行動を余儀なくされ、強引に友だち付き合いをさせられるのか、その理由がさっぱりわかりませんでした。Eさんにとって学校とは、予測しにくいことばかり起こり、目まぐるしくやっていることが切り替わり、人と延々関わる場所であり、刺激が多くてつねに心が休まりませんでした。

＊

中学校に入ると、Eさんの学校生活はもっと苦しいものになりました。小学生の頃に比べ、友だち付き合いも、かけっこをするなどではなく、「会話（おしゃべり）をする」ことが多くなりました。友だちは、昨日観たテレビがどうだったとか、あのゲームを買ったとか、まるでアピール合戦のようで、何をみんなそんなにアピールすることがあるのだろうと、Eさんは不思議でした。あれが好きだ、こんなことができる、誰それがかわいい、あいつがむかつく、うちの家族はこうだ……Eさんにとってはまったく興味のないことばかりです。中学一年生の新学期までは「友だちをつくろう」と思い、興味のない会話にも必死で溶け込もうとしていましたが、話のテンポが速すぎてついていけなくなり、だんだんとつらくなってしまいます。運よく話に加われたとしても、いつ話がわからなくなるのだろうと不安で、内容に身が入りません。このように、会話に加われなくても不安になる、加わっても退屈な友だち付き合いに、Eさんはだんだんと嫌気がさしてきました。

嫌なことは友だち付き合いだけではありません。授業中の板書も、小学校時代に比べ、各段に量が増えました。そのせいか、黒板を書きとることができません。ノートに板書している途中に、さーっと黒板を消されてしまいます。だれかが「待って！」と言ってくれればいいのですが、だれも言わない場合、Eさんはあきらめるしかありません。自分で自分の意思を相手に伝えることがとても苦手だからです。そして中学生になるといわゆる「専科」の先生だらけになるので、その先生によって授業の流れが異なります。こういった環境では、小学校よりも多くの予測不可能な出来事が起こりつづけます。それに制服も毎日洗濯をすることができないので、着るたびに給食のシミや汗のにおいも気になります。Eさんはお小遣いのほとんどを使って大量の消臭剤を買い、毎日、制服にそれをかけていました。

＊

Eさんの両親は、そのようなEさんの学校生活での苦痛に気づきませんでした。なぜなら、Ｅさんは両親に自分の苦痛を訴えることがこれまでなかったからです。そのため、Ｅさんがいきなり中学二年生の二学期が始まる直前に「もう中学校には行きたくない」と言い出し、とても驚いて、心配もしました。しかし、両親もどうしたらいいかわからず、「時間が経てば解決するだろう」と思い、学校の先生と連絡を取り合うことはしませんでした。

両親の期待とは裏腹に、Ｅさんはそのままずっと中学校に行くことはありませんでした。病欠の範囲の欠席日数は過ぎて、Ｅさんは学校から「不登校」とみなされるようになりました。担任の先生が家に来て、母親とＥさんの進路相談をしました。その結果、「卒業できそうだから」という理由で、通信制の高校に進学しました。通信制の高校では、基本的にレポートを自分のペースでこなすため、問題なく所定の単位を取ることができました。このようなＥさんを見て、両親は安心し、問題がなくなったと考えていました。

＊

Ｅさんは順調に好成績で通信制高校を卒業することができました。両親はこのタイミングで大学受験を勧めました。Ｅさんは受験をする気にはなりましたが、大学入試のスピードや、やり方についていけず、ようやく二浪の期間を経て、ある大学の文学部に進学することになりました。しかし、せっかく入学できた大学でしたが、Eさんは四月の新学期の時点で、大学に行けなくなってしまいました。両親はEさんに理由を聞いてみましたが、理由らしい理由は聞き出すことができませんでした。両親は、このようにいつまでも問題が改善しないEさんを見るにつけ、自分たちが年老いたあと、Eさんはいったいどうなるのか、不安になってきました。両親は、どこか悪いところがあるのかもしれないから、病院に行ってみたらどうか、とEさんに勧めてみました。すると、Eさんは意外にもすんなり「病院に行く」と言い、両親と三人で近所の精神科のクリニックに行くことになりました。

＊

しかし、クリニックに行ったのは一回だけで、継続することはありませんでした。なぜなら、主治医の先生はEさんの状況を聞くなり、Eさんを見ずに、説明してくれた母親をまっすぐに見てこう言ったからです。

「息子さんは甘やかされすぎです。親が甘やかすから、若い人がどんどんサボり出す。いわば、サボり病です。こういう子育ての問題を、病院にもちこまれても困りますよ。一番良い薬はですね、息子さんにお金と食事を与えないことです」

それを聞いて、両親も、そしてEさんも深く傷つきました。両親もEさんも、「普通の人がさして努力もせず普通の生活ができるのに、どうしてEさんにはできないのか」「何かをがんばって『やる』ことはできるのに、『普通に暮らす』ことができないのはなぜか」「どうすれば普通の人のように生活を送れるのか」が、さっぱりわからなくなってしまいました。クリニックの先生の話を聞いて、両親とEさんはますますどうしたらいいかわからなくなりました。そして次の病院へ行くのもおっくうになり、そのまま数年が過ぎていきました。

三〇歳で自分のことを理解しはじめる

そうこうしているうちに、Eさんは三〇歳になりました。一般的には、もう就職していたり、結婚したりしている時期です。しかし、年齢に反して、自立からはどんどん遠ざかっているように思えます。そんなときに、Eさんの母親が、がんになっていることがわかりました。残念なことに母親は末期がんで、助かる見込みは低いようです。その事実に、Eさんには強いショックを受けました。Eさんには、母親が亡きあとの生活は想像がつきません。自分と父親だけが残されて、自分が家事を担うのか、そもそもそんなことができるのか、まったくわかりません。母親を失うことはとても悲しいことです。しかしその悲しさ以上に、将来の生活をどうするのかを想像して、Eさんは不安でいっぱいになりました。母親も焦ったのでしょうか、いろんな人にEさんのことを相談したところ、発達の問題を抱える専門機関がEさんには合っているのではないかという意見を言う人が何人かいて、そういった専門機関を見つけ、半年の予約待ちを経て、Eさんを連れていきました。Eさんも今回は母親の病気のこともあり、納得してその専門機関に行きました。

＊

専門クリニックではさまざまな心理検査を受けました。母親のみが数時間検査を受けたり、自分がいくつもの検査を受けたりしました。Eさんは、検査を受けるなかで、これまでの人生で自分がどのように生きづらかったか、聞かれるがままに話しました。聞かれたことに答えていくなかで、自分は生まれたときから人とどこか違っていて、人とどう関わっていいかわからなくて、生きづらかったのかもしれない、と思うようになりました。さまざまな検査を受けたあとで、初めてEさんは「自閉スペクトラム症」という診断を受けました。この診断名すら知らなかった両親とEさんはとても驚きました。初めて聞く病気の名前でした。主治医からはいろいろな本を紹介されたので、言われるがままに全部読んでみると、たしかにEさんのタイプによく当てはまります。ただ、たしかに当てはまりはするのですが、どのように自分を理解したらよいかまではよくわかりません。

そのため、Eさんと両親は、自閉スペクトラム症に詳しい専門家のカウンセリングを受けることにしました。そのカウンセラーからは、初回の面接で、こんなことを言われました。

「Eさんは自閉スペクトラム症のほかに、その他の発達障害もありそうなので、最初に検査結果の詳細を説明したいと思います」

「その前に、こういった診断名を聞いて、どのように思いました？　知らない名前だったかもしれないし、びっくりされたと思いますが……」

Eさんは素直に「びっくりしました」と言いました。なぜなら、母親が言うように、乳幼児健診はすべて受けており、そこで何ひとつ指摘されていなかったからです。通知表を見ても「おとなしい」「まじめでコツコツ物事を仕上げる」など、性格の描写はあっても、特に問題を指摘されなかったからです。Eさんはそのことを率直に聞きました。すると、カウンセラーはこのように答えました。

「Eさんの場合、学校や家庭生活のなかで周りの人が困るなどの外的な不適応が少なかったので、周りから自閉スペクトラム症に気づいてもらえなかったのでしょうね。しかし、周囲が困っていなくても、あなたが困っていましたよね。たとえば、違和感、孤立感、緊張感、不安感など……このように他人とは関係なく自分自身が不適応を感じている状態を『内的不適応』といいます。でも、周囲には『いい子』に見えるので、問題視されなかったことから、診断の機会を逃したかと思われます。ある意味、とても苦労されたのではないでしょうか」

Eさんはそれを聞いて、ああなるほど、と思いました。一時期は、自分の生きづらさに気づいてもらえなかったことを、親がネグレクト［†2］していたのではないか、と思っていましたが、どうやらそうではないことも納得できました。Eさんは母親に申し訳なく思い、大きな病気を抱えている母親にできるだけ優しくしよう、安心させよう、と決心しました。

カウンセラーは、さらに続けました。

「Eさんにはまず、自分の自閉スペクトラム症の特性をよく知ってほしいと思います。自閉スペクトラム症だからといって、一生、生きづらさを感じるわけではありません。自閉スペクトラム症はEさんの症状ですが、そこからくる生きづらさは減らすことができます。そのためには、Eさんの自閉特性をよく知ったうえで、どのように自立していけるのか、たとえば就職はできるのかなどを考えていきましょう。まず、自分に合う職業と合わない職業をよく知りましょう。自閉スペクトラム症であってもなくても、人それぞれ、合う職業と合わない職業があります。Eさんの場合は、これまでに受けてきた検査の結果を参考にしながら、Eさんにとって合いそうな職

†2 ネグレクト
心理的虐待のひとつ。育児放棄すること。

業についていっしょに考えましょう」

Eさんとカウンセラーは、Eさん自身の自閉特性をいっしょにまとめました。それは次のようなものでした。

Eさんの自閉特性のまとめ

「目に見えないことを推し測るのが難しい」という自閉特性の強み・弱み

〈強み〉

- 自分の決めた目標に、どんどん突き進んでいくことができる
- 人と比べず、マイペースに暮らすことができる

〈弱み〉

- 時間、将来のこと、自分のタイプなど、目に見えないものを推測し、見通しを立てることが難しい

・対人関係において相手の意図を推測することが苦手（はっきり言語で言われれば理解できる）
・自分の身体や気持ちの変化に気づくことが難しい

コミュニケーションの特性の強み・弱み

〈強み〉
・言葉の意味通りのコミュニケーションをする（本音と建前を分けない）ため、誠実であること

〈弱み〉
・曖昧な表現などに混乱してしまうことがある
・非言語的コミュニケーション（ジェスチャーや目を合わせるなど）をあまり使わないため、相手に意図が伝わりにくい

感覚が敏感であるという特性

・音に過敏に反応する

・人混みにいると視聴覚刺激が多すぎて疲れる

その他の特性

・物事に取りかかるスピードが人より遅く、一つひとつステップを踏んでいくような作業をする

・耳から聞いた情報を理解しにくい

このように自閉特性を書き出した資料をもとに、カウンセラーといっしょに、Eさんの就職について話し合いました。最初は自閉スペクトラム症という診断名がしっくりこなくて、〝もしかしたら誤診かな〟と思っていました。しかし、この自閉特性はEさんにとって、これまでのさまざまな生きづらさの理由としてよく当てはまるものでした。

Eさんは、母親が入院をすることになったので、早く安心させたいと思い、家族とも話し合って、発達障害に特化した就労支援を受けることにしました。自閉スペクトラム症であることを企業側に明らかにする障害者枠で、周囲からの配慮や理解を積極的に求めることにしました。また、就労内容の希望は、「目に

見える作業ができる」「一人作業ができる」「労働時間内でやることが具体的ではっきりしている」「できれば静かな環境にしてもらう（隅の机やパーテーションをつけてもらう）」というものになりました。就労支援施設のスタッフ向けに、このような就労内容の要望書をカウンセラーが書いてくれました。このようにしてEさんは週三回、この就労支援センターに通うことになりました。

そのことを入院中の母親にも報告しました。報告といっても、Eさんが言葉で伝えることは難しいので、カウンセラーのまとめてくれた紙を渡しました。それでも、母親はEさんが就労支援センターに通いはじめることを、心から喜んでくれました。喜ぶ母親を見て、Eさんは目標をひとつクリアしたと思いました。母親は、わが子が自閉スペクトラム症であることに気づかなかった自分を責めていたようですが、Eさんはカウンセリングでの話し合いを報告することで、母親にも少し楽になってほしいと思っていました。

就労のサポートを受けて

就労支援センターは、個別のプランで、自分の得意なところに関連する仕事を提供してくれます。通勤は疲れますが、思ったほど通うこともつらくありませんでした。

Ｅさんが就労支援センターに通いはじめ、仕事にもなれてきた頃、母親は亡くなりました。母親との別れは悲しいことでしたが、覚悟をしていたので、Ｅさんは思いのほか冷静でした。Ｅさんは、母親が亡くなる前に、少しでも安心させられてよかったと思いました。

母親が亡くなった二年後、Ｅさんは障害者枠での就職を果たしました。週五日、フルタイムでの雇用です。約二年間、週三日の就労支援から開始し、二年目には週五日で就業支援センターに通っていたので、フルタイムでの就業にもあまり抵抗がありませんでした。事務職として、電話応対はなし、シュレッダーの管理、エクセルデータの管理を担当しています。仕事内容がはっきりしていて、人との関わりが少ない職場に、Ｅさんは早い段階でなじむことができました。今は父親と交替で、夕食の準備もしています。Ｅさんは、やっと自分の生活と実年齢が近づいてきたと感じています。そして、自分の人生で今が一番落ち着いていると思っています。

❖解　説

小さい頃からあった自閉特性

Eさんは人生の初期から対人コミュニケーションが苦手で、処理速度が遅く、パターン化した生活を好んでいた一方で、変化の多い環境が苦手なため、学校生活への不適応感を強くもっていました。しかし、おとなしく受け身的なタイプだったので、誰からも困っていると気づかれることがありませんでした。しかし、思春期以降には、そういった特性からくる慢性的な不適応によって疲弊してしまい、不登校になってしまいました。Eさんのように、自閉スペクトラム症の存在に気づかれず、十分な配慮もない環境のなかで、慢性的な不適応にさいなまされてきた人は、ずっと我慢して無理やり学校に通ったりしています。ですが、あることをきっかけに、我慢の限界が来たかのように、不登校になることが多く見られます。Eさんの不登校は、「Eさんの自閉特性」と、「学校という環境」の折り合いの悪さによるものでした。

大人になってからでも診断の意義はある

Eさんは大人になっても、そのままサポートを受けずに過ごしていましたが、母親の病気がきっかけとなって、相談に行きます。そこで自閉スペクトラム症という診断を受けることになります。診断を受けたあとのEさんは驚きはしましたが、思い返せばいろいろなことがつながっていきました。つまり、自分の特性について納得したのでした。その後、Eさんは生まれて初めて、問題解決に積極的に専門家と取り組んでいくことになります。具体的には、専門家といっしょに、Eさんの自閉特性の理解と対処法を考えることで、Eさんの弱み（環境の変化に弱い）を理解し、強み（ルーティンワークに飽きない）が引き出せるような環境に身を置くことができました。このように自分の特徴が理解できたからこそ、Eさんは就労支援を受けることができ、さらには実際に就労ができるようになったのでした。

実際には、三〇歳どころか、四〇歳や五〇歳で初めて診断される方も多くいます。診断は、早いほうがいいことは事実です。しかし、いくつになっても、診断されないよりは、診断を受けて自分の特性を理解したほうが、今後の就労や対人関係の改善につながると言えるでしょう。

［事例❷］

人と関わることができず
社交不安症と診断された二四歳のFさん

「お子さんはグレーゾーンです」

もともとFさんは引っ込み思案で、目立つことが嫌いな子どもでした。みんなと大騒ぎするよりも、ひとりで好きな本を読み、その本の世界に没頭し、空想することがFさんのひそかな楽しみでした。現実よりも本の世界はロマンチックで、そのなかにひたることに何とも言えない幸福感を味わっていました。本ばかり読みつづけるFさんを母親は心配し、Fさんが小学校に上がるまえに地域の発達支援センターへ相談に行きました。Fさんはそこで心理テストを受けたり、母親が面接検査を受けたりしました。

そこで母親は「お子さんはグレーゾーンです」と説明を受けます。「グレーゾーン」とは何かというと、はっきりと発達障害の診断がつくほどではない、そういう群だそうです。母親はそれを聞いて、「まあ、診断名が付くほどではないなら、個性的な子と思えばいい」と思いました。しかし、頭でそのように考えても、どうしてもほかの子が目につきます。小学校のクラスメイトはどうでしょう。クラスメイトのXさんのお母さんに会えば、「Fちゃんのママ、こんにちは！」と元気よく挨拶し、「Fちゃん、ひとりであっちで本読んでいるよ！」と、いろいろと聞いてもいないことを教えてくれます。そして、Xさんのお友だちといるのが楽しくて仕方がないようにじゃれあっています。一方、Fさんは、そういうお友だちづくりには興味がなさそうで、ぼうっと蛍光灯を見ていたり、ひとりで絵を描いていたりと、空想の世界に没頭しています。母親はだんだんと不安になりました。そして、どうすればFさんに社交性を身につけられるか調べました。母親は、チアリーディングの習い事を見つけ、これだ、と思いました。チアリーディングには、協調性、社交性、礼儀正しさ、すべてがそろっています。チアリーディングは大人気で、なかなか空いている教室を見つけるのが大変でした。母親は一生懸命探して、少し遠方でしたがチアリーディングの教室を見つけ、Fさんを入れることにしました。Fさんは、「週に一回だから行ってみたら？」という母親の誘いに対して断り方がわからず参加しました。しかし、Fさんにとってチアリーディングの習い事は、楽しいことなどひとつもありませんでした。うるさい笛の音や掛け声、空想の世界なんてもっていない元気はつらつの女の子たち、何を話しているのかさっぱりわからない複雑な会話……Fさんはチアリーディングの習い事に行くたび、なぜか強い劣等感とさみしさを覚えます。数カ月は我慢して通っていましたが、徐々に行かなくなってしまいました。

母親は、チアリーディングは失敗だった、と思いました。次に母親が考えたのは、水泳教室です。水泳なら個人競技だし、スポーツなので、周りも明るい子が多いだろう、そんなふうに思い、通わせはじめました。しかし、水泳教室にもたったの二、三回でFさんは行けなくなってしまいました。なぜなら、室内プールは、人の声が反響し、水面がキラキラするせいで、Fさんはたった五〇分、プールに行くだけで疲れ果ててしまうのです。Fさんは水泳に行かなくなり、その後、どのような習い事も拒絶するようになりました。

＊

実は、Fさんは本当は学校に行くこともあまり好きではありませんでした。でも、学校へ行くのは子どもの役目だと思って、毎日休まずに通っていました。Fさんはおとなしく自分から人に話しかけることはできないのですが、クラスの数名の女子がたまに話しかけてくれることがありました。Fさんは、そういった子たちの話しかけに対し、「うん」や「ううん」といったことは言えるのですが、その後の会話の続け方がわかりません。何を話せばいいのかわからず思考が停止してしまいます。目の前にいるクラスメイトが怪訝な顔をするのも恥ずかしく、消えてしまいたくなります。Fさんは、なんとなくクラスメイトを避けるようになってしまいました。それでも、学校へは頑張って通っていました。家に帰ると、母親がいつも「今日学校で何があったのか報告しなさい」と聞いてきます。Fさんはその日に自分が行った行動を時系列で述べます。ですが、その時系列のなかに友だちとの関係が出てきません。母親はそれが気になって、毎回、「どうして友だちと遊ばないの?」「友だちは大事だから、作りなさい」と、Fさんに言ってしまいます。二言目には友だち、友だちと言われるので、Fさんはうんざりしています。うんざりすると同時に、自分が親不孝なことをしているような気にもなります。Fさんだって、友だちがほしいような気もします。しかし、友だちと何を話し、何を分かち合えばいいのか、その想像ができないのです。実際に友だちがいる光景をFさんは目をつぶってイメージします。すると、どんどん友だちの姿がピンボケになり、シャボン玉のようにパチンと消えていきます。そこでFさんは、自分が友だちを手に入れることはおそらく一生、不可能だろうと思い知らされるのでした。

「私は劣った存在」

そんなFさんの日常に変化が現れたのは、高校生のときです。Fさんは英語の授業で先生から指名されて、立ち上がって教科書を読みました。そもそもクラスのみんなの前で英語を読むのは恥ずかしい、とFさんは感じていたので、指名されただけでかなり緊張してしまいました。緊張していたためか、自分がどの行を読んでいたのかわからなくなり、頭が真っ白になりました。声が出なくなり、Fさんのなかで一瞬、すべての時間が止まりました。これまで思考が停止する感覚はありましたが、今回のものは人生で一番大きな停止状態です。クラスのあちこちからクスクスと笑い声が聞こえてきます。Fさんはその日、どのように先生から言われて席についたのか、どのように昼休みを過ごしたのか、そしてどのように学校から帰ったのか、何も覚えていません。その日から、Fさんは学校に行けなくなってしまいました。学校に行くと、みんなに笑われて、からかわれてしまう気がします。うすうすそう思っていたけれど、やっぱり自分は嘲笑される存在だったのだ。普通の子と違う自分は頭がおかしいのだ。とうとう一番恐れていたことが現実になってしまった！　そうFさんは感じていました。

「私は人に迷惑をかける、バカにされる、劣った存在なんだ」

Fさんは声に出して自分の考えを言ってみました。このように言ってみると、とても腑に落ちます。思い返せば、小さいときから人が努力もしなくてできることが、自分には努力してもできませんでした。たとえば、体育祭。大縄とびで一人だけ引っかかって相手のチームに負けてしまい、みんなから文句を言われました。幼稚園の粘土遊び。みんなが楽しんでいるのに、Fさんは粘土に触れるのが苦痛でした。休み時間。みんなはおしゃべりしているのに、Fさんは何を話していいかわからず、ずっと緊張しています。英語の教科書を読むことに失敗したのはきっかけにすぎません。原因はずっとずっと昔から存在していたのです。

「人が当たり前にできることが私にはできない」

「チアリーディングも、水泳も、小学校も、中学校も、高校もうまくいかない」

「自分には何かが欠けているから、友だちもできないのだ」

「人並の人生なんか無理だ」

「人と関わりたくない。苦しくなる。もう嫌だ」


Fさんはさらにつぶやきました。自分のつぶやく内容が耳から入り、その内容はすべて腑に落ちます。Fさんはその日から、人生を頑張ることをやめました。Fさんは、高校はおろか、コンビニやスーパーにも行かなくなりました。

そのようなFさんに両親は悩みました。どうすれば娘が社会に溶け込めるようになるのか、いろいろと試したものの、ことごとく失敗したので、どうすればいいのか見当もつきませんでした。

その後、大学はほとんど人と接触しなくていい通信制を選択し、単位を取得して無事に卒業しました。その頃にはFさんの対人不安も多少やわらいでいたので、両親はこれを機に、Fさんにアルバイトをすることを勧めました。Fさんは、本当は仕事をしたくありませんでしたが、お金がないと生きていけません。しかたなく大学卒業後に、コンビニでアルバイトを始めました。コンビニのアルバイトでは、挨拶をする、レジを打つ、商品の陳列をする、お客の買う商品名を、バーコードを通す直前に言う、お礼を言う、そういったマニュアル化されたことなら、Fさんは緊張しながらも、滞りなくできました。Fさんはだんだんと人と接するときのコツや自信を取り戻し、週に三日くらいのペースでアルバイトにいそしみました。それはFさんにとって、久しぶりの穏やかな時間でした。

しかし、Fさんは徐々にこのアルバイトにも苦痛を感じはじめます。それは、店員同士との会話です。アルバイト歴も長くなってきたFさんは、新人の指導をまかされたり、飲み会に誘われたりするようになりました。飲み会は個室ではないため、いろいろな人の声が飛び交って、だれが何を言っているのかさっぱりわからなくなります。アルコールのにおいも、食べ物のにおいも一気に襲ってくるので、とても神経が疲れてしまいます。Fさんは質問されたことに返答するのがやっとでしたが、何か自分が発言すると、キョトンとされることが時々あるので、Fさんは徐々に学生時代のような強い自己嫌悪感にさいなまれていきました。〝やばい人と思われたのではないか〟〝やっぱり治ってなかったんだ。生きていけない〟……そんなふうにFさんは追い詰められていきました。

「社交不安症でしょう」

そんなある日のことです。Fさんが指導をまかされていた高校生の新人バイトに、「あの、結局、何なんですか？　もっとわかるように言ってくれませんか⁉」と強い口調で注意を受けてしまいました。Fさんは頭が真っ白になりました。あの高校生のときと同じ状態です。思考停止になり、全身が震え、ひとりでに涙がこぼれます。もう自分の力ではどうにもならなくなり、大泣きしてしまいました。その日は早退させてもらいました。次の日、出勤しようとしましたが、体が動きません。これまで人生の楽しみのひとつでもあったアルバイト先に足を向けようとすると、体がこわばり、のどの奥がきゅっと縮まり、涙が出てきます。Fさんは、もう頑張りきれなくなり、アルバイトを休むようになってしまいました。食事ものどを通らず、どんどん痩せていきます。

心配した両親がやっと精神科に連れていきました。担当医師からは「社交不安症［†3］でしょう」と言われ、投薬治療と、認知行動療法［†4］を勧められまし

†3　社交不安症
社交時に強い不安を感じるために、社交状況を避けたり、耐えたりすることによって、生活に重大な支障が生じる精神障害。

†4　認知行動療法
認知（ものの考え方）や行動に働きかけて気持ちを楽にする精神療法（心理療法）の一種。

た。Fさんは薬を飲んだら少し自分の不安が落ち着いた感じがしたので、その病院で行っている「社交不安症の認知行動療法」を受けることにしました。この治療法は、人と関わると不安になる場面に自分をさらし、それに徐々に慣れていくことを目的としていると、担当のセラピストから説明を受けました。Fさんは半信半疑でした。なぜなら、Fさんはそもそも対人関係に対してぎこちなさ、居心地の悪さをずっと感じており、自分の不安が軽くなったとしても、コミュニケーションスキルが育つことはないだろう、と思ったからです。むしろ、コミュニケーションスキルがないから、不安に感じているのかもしれない……。しかしFさんは、このような自分の葛藤をどう担当セラピストに伝えたらいいかわからなかったので、認知行動療法を受けることにしました。この治療法では、コンビニに行って的外れな質問をしても、相手は丁寧に答えてくれるということを「行動実験」[†5]によって体験したり、自分の低い評価をポジティブにとらえなおしたりする練習をしました。Fさんにとって新しい発見がたくさんありました。また「行動実験」では何を聞くかというセリフが決められていたので、かなりスムーズに、むしろ不安にならずにできました。あまり不安にならないこと、スムーズに実行できることを主治医は喜んでいました。Fさん

†5 行動実験
認知行動療法などの心理療法の枠組みのなかで、不安や恐怖を感じる行動をあえて行ってみて、どのようなことが起こるかを検証する作業のこと。

は認知行動療法を難なく終えることができました。

投薬を受け、認知行動療法を受けて、Ｆさんは少し明るい気分になることが多くなりましたが、依然としてアルバイトに行くことはできません。なぜなら仕事の世界は、「行動実験」とは異なり、こちらが話しかける内容も決まっていなければ、何をどんなふうにだれから話しかけられるかもわからず、どのように会話を続けてよいかわからないからです。Ｆさんは結局、アルバイトをやめることにしました。

やっとついた診断名

母親は、Ｆさんが仕事に復帰をしない様子を見て、地域にある「引きこもりの会」に出ることにしました。そこではいろいろな引きこもりの当事者や、当事者の家族が参加しています。母親はそこで十数年ぶりに「発達障害」という言葉に再会しました。昔、Ｆさんが子どもの頃、「グレーゾーン」と言われたので、発達障害ではないと放置していたまま忘れていた記憶が、まざまざとよみがえります。「発達障害」をインターネットで調べてみると、特に「自閉スペクトラム症」の部分が、Ｆさんに当てはまりました。そして両親は、今度は発達障害専門のクリニックにFさんを連れていきました。Fさん自身も実は自分は「コミュ障［†6］」なのではないかと自覚していたので、さまざまな検査を行い、自閉スペクトラム症と診断が出たとき、ほっとしたような気分になりました。「ああ、やっと、自分の変な感覚に名前がつくんだ。ほかにも私みたいな人がいるんだ」

そんなふうに思いました。そしてFさんは、まだ見ぬ自閉スペクトラム症の仲間に対しても、とても親近感を覚えました。Fさんは発達障害専門のクリニックから、発達障害の人を対象としたデイケア［†7］を紹介されました。そこでは、これまでの違和感を話し合ったり、その対処法について話し合ったりするようです。人と接するのがそもそも苦手なFさんは少し躊躇しましたが、新しい主治医には「ディスカッションには参加せず、見ているだけでいい」と言われ、参加を決意しました。

そのデイケアでは、「突然話しかけられると、どう反応していいのかわからなくて混乱する」「会話が続かない」「人といると、体がこわばって、すごく疲れる」「現実は刺激が多いから、ゲームや本の世界のほうがいい」「でも生きていくのは現実だから、どうにかしないといけない」といった悩みをみんなが話し

†6　コミュ障
コミュニケーション障害の略。この場合は、実際に定義される障害としてのコミュニケーション障害とは異なり、他人との他愛もない雑談が非常に苦痛であることを指す俗称。

†7　デイケア
主に精神科での日帰りのリハビリテーションのこと。主な目的は、疾患の再発を予防することにあります。

ていました。みんな、一見ごくごく普通の人たちに見えます。なかには、大学院卒といった高学歴の人たちもいました。Fさんは「見学者」として、発言せず、その会に参加しましたが、その人たちの言っていることはとても腑に落ちました。人の言っていることがあんなにわからなかったのに、こちらが話す必要がないまま聞いているだけだと、とてもよく耳に入ってきて、内容もしっくりきます。このような話を聞きながら、自分がコミュニケーションにずっと困ってきたのだ、ということを実感できました。

*

Fさんと母親は、デイケアのスタッフとも話し合って、自閉スペクトラム症に特化した就労支援施設に通うことを決めました。そこでは、自閉スペクトラム症の個々人に合った就労の練習や就労先の紹介をサポートしてくれるようです。Fさんは就労支援施設に週四回、デイケアに週一回、通うことにしました。そのような生活を二年間ほど続け、突発的なコミュニケーションが発生せず、目に見えて作業工程がわかる、自分の自閉特性に合ったクリーニング屋の裏方として、再度アルバイトを始めることができました。現在もその仕事は負担なく継続できています。Fさんはこのような過程を経て回復し、復職を果たしました。今では、仕事以外では大好きな本や映画の世界に没頭しています。友だちはいなくても、さして困りません。Fさんは現実と折り合いをつけながら、自分らしい幸せをつかんだと思えるようになりました。

❖解　説

わかりにくい女性の自閉スペクトラム症

受け身型の自閉スペクトラム症の女性は、自閉スペクトラム症の男性よりも社交的に見えるようにカモフラージュする人が多いため、周囲から気づかれづらいという研究があります。特に日本においては、男性が過度に受け身的になっていると少し目立つかもしれませんが、女性が受け身的になっていても、その性役割から社会に受け入れられやすく、違和感をもたれづらいことがあるかもしれません。Fさんもそうでした。幼少期から母親がFさんの行動の違和感を覚え、周囲に相談していますが、自閉スペクトラム症としての特徴がわかりづらいために、「グレーゾーン」と言われてしまいました。こういった場合、必要な支援を受け損ねるケースもあります。

苦手なことを「習い事」で克服させることはできるのか

この事例では、母親がFさんに社交的になってほしいと願うあまり、社交スキルを必要とするいろいろな習い事を見つけてきます。しかし、Fさんはそもそも社交性が低いので、社交スキルが必要になる習い事になじめず、挫折してしまいました。このように苦手なことを「習い事」で克服させようとする試みは、本人の自尊心をさらに低めるだけで、あえて取り組むメリットはほぼないと言えるでしょう。

たとえば、もし社交スキルが低く、それを克服したいのであれば、専門機関による療育を受けるほうがはるかに有益です。これは学習においても同じです。特定の分野の学習につまずいている子が進学塾に通っても、勉強が得意になる可能性はきわめて低いでしょう。苦手な分野の場合、一般的なスキルの習得プロセスよりも、さらに細やかなサポートが必要になります。未診断のお子さんがいる親御さんの場合、苦手なことを克服させるために、やみくもに「普通の習い事」をさせるケースが散見されますが、「普通の習い事」は、得意な子たちが集まるので、苦手なお子さんにとってデメリットになることが少なくありません。同じ習い事でも、「苦手なことに対する細やかなサポート」をしてくれるところを選ぶといいでしょう。

二次障害としての社交不安症

Ｆさんは、友だちとの会話に苦労しており、それができない自分は劣っていると、いつのまにか低い自尊心をもつようになり、他人からの評価に過度におびえています。さらにＦさんの場合、自閉スペクトラム症の大きな特性のひとつである「コミュニケーションの難しさ」が、思春期以降に「社交不安」となって現れたため、「社交不安症」と誤診されてしまいました（正確には誤診ではなく、社交不安症だけを診断され、自閉スペクトラム症の二次障害という部分を見落とされていました）。そこで社交不安症の症状のみに焦点をしぼった治療を受けるわけですが、「コミュニケーションの障害」に対応していないため、なかなか社交不安も改善されません。しかし、系統立ったアセスメントを経て、自閉スペクトラム症と診断されたのちには、自分の自閉特性をよく理解するに至り、自分の特性に合った環境に身を置くことができました。

このように、自閉スペクトラム症をもつ人は、アセスメントや診断を通して、自閉スペクトラム症という「概念」や「特徴」を知ることで、自己理解が深まり、自分の自閉特性に対処することができる可能性が高まります。Fさんの場合、「空想に没頭する」という自閉特性を仕事以外に維持することで、生活を楽しく送れるようになりました。一方で「コミュニケーション行動」に困ることが多かったので、無理にコミュニケーション行動を取らなくてもいい職場を選ぶことで、社会適応につながりました。

†参考文献

Hull, L., Petrides, K.V., Allison, C., Smith, P., Baron-Cohen, S., Lai, M.C. & Mandy, W. (2017) "Putting on my best normal" : Social camouflaging in adults with autism spectrum conditions. J Autism Dev Disord 47-8 ; 2519-2534.

［事例❸］

生活の大半を「自己ルール」に縛られていた三三歳のGさん

法則に囲まれる幸せ

Gさんは身の回りのものごとに「ルール」を生み出すことが好きです。覚えている限り最初にできたルールは、来た道を帰りも必ず通る、というものです。四、五歳の頃、母親と散歩に出たときには、来た道を帰らないと、とても嫌な気持ちになり、母親に泣いて頼んだ覚えがあります。小学校に入学したら、一日ひとつ、必ず帰りに決まった公園の石を持って帰るようになりました。そのうち、家のなかでもさまざまなルールが生まれました。まず、階段を上るときは右足からというルール。そうしないと、右足を使った感覚がなくなるように思いました。また、ごはんを食べるときは唇につかないようにするというルール。もし、唇についてしまったら、一からやりなおしです。Gさんはこのように人から見たら変わった行動を繰り返し行うクセがありましたが、学校ではそういったことはしなかったので、両親はそれも個性だろうと思い、あまり気に留めませんでした。

ルールに縛られはじめる

しかし、高校生くらいになると、Gさんは家族も少しずつ巻き込むようになりました。たとえば、学校へ持っていくお弁当のメニューは週替わりで同じものでなければなりません。月曜はハンバーグ、火曜日は焼き鮭……というように、きっちり決まっています。また、雨の日に傘を忘れると、帰りに父親が車で高校まで迎えに来てくれても、Gさんは車に乗ることができなくなってしまいました。家のなかで、扉を開けて部屋から部屋へ通過しても、扉が「思ったように、四五度に、ちゃんと」開けられたかどうかわからなくなって、しっくりくるまで、何度もやりなおすようになりました。

Gさんにはそのようなクセがありましたが、学校生活ではこのようなルールづくりを抑えられていました。幸い、Gさんの通う学校は、エスカレーター式で中学から大学まで行けました。そのため、問題なく大学進学はできたのですが、大学では講義を受けるのがやっとで、就職活動やサークル活動はできませんでした。大学を卒業したあとは、就職活動をしていなかったので、家にいるようになりました。そうすると、どんどん厳しいルールが増えていきます。両親に「ちゃんと四五度で扉を開けたか見てて」と頼むようになりました。人が見ていれば、確証がつかめると思ったからです。しかし、実際に両親が「ちゃんと開けていたよ」と言っても、Gさんはその言葉が信用できません。何度も、自分が納得いくまで、Gさんは両親に自分の行動を見ているように頼むようになっていきました。そのほかにも、お風呂で髪の毛を洗うとき、何回ポンプを押したか、シャンプーとリンスはそれぞれ同じ時間、使っていたか、そういったことを何度も何度も見ていてもらい、何度も確認を迫るようになりました。両親も困り果てて、「これ以上はもう見られない」と言ったとき、Gさんはパニックを起こして大暴れし、家中のものを壊してしまいました。

「強迫症」と診断される

いつもはおとなしいGさんが大暴れしたので、両親は驚いて、Gさんを説得して精神科のクリニックへ連れていきました。そこでは、短い問診のあと、「強迫症ですね」と言われました。そして、強迫症によく効くという薬が出されました。両親とGさんは、病気の名前がはっきりして、薬が効くというのなら治るかもしれない、といった期待を胸に、まじめに薬を飲みつづけました。しかし、症状は悪くなるばかりで、良くなることはありませんでした。Gさんは強迫症についてもインターネットでたくさん調べました。強迫症とは「強迫観念が頭のなかに浮かび、不安になり、それを打ち消すために強迫行動をする」ことが止まらなくなる病気ということでした。今処方されている薬や、認知行動療法という心理療法で治る人が多いようです。ですが、Gさんは、少し違和感を覚えました。なぜなら、Gさんはたしかに「強迫観念」のようなものが頭のなかに浮かびますが、不安になるわけではなく、「気が済まない」感覚になるからです。そして、全部が決まっているなかで過ごしたいという強い願いがあり、ある特定のものだけに強迫観念が浮かぶわけでもありません。そして強迫行為をやってもやってもまたすぐ強迫観念が浮かぶというより、「しっくりこない」ため何度もやりなおしていました。そのため「強迫症」という病気自体に、やや違和感を覚えざるをえませんでした。ただ、自分の状態と「強迫症」がどことなく異なることはわかるのですが、主治医にうまく説明ができず、そのまま月日が流れていきました。

治療を始めてから一年ほど経ったとき、主治医からカウンセリングを勧められました。カウンセリングを受ければ、何か解決になるかもしれないとGさんと両親は考え、週一回五〇分、一回八〇〇〇円のカウンセリングに通いはじめることになりました。しかし、残念なことに、カウンセリングもGさんの役に立つことはありませんでした。カウンセリングでは、「今日何をしたのか」「小さい頃はどんな子どもだったのか」など、いろいろと聞かれました。しかし、G

さんはそもそも話すことが上手ではありません。話しているうちに、自分でもこんがらがって、話がよくわからない方向に行ってしまいます。Gさんはそのように話が飛ぶことを気にしますが、カウンセラーは気に留めていないようです。「なんでも好きなことを話してください」と言われても、特に何も話すことはありません。ルールでがんじがらめであることには困っていますが、口をついて出る言葉は、なぜかその状態と無関係な、家族や自分の趣味、過去の友人や家族の不満、将来への不安ばかりでした。

カウンセリングを始めて、少し気が晴れたような気がすることもありましたが、状況は変わりません。カウンセリングを開始して一年が経った頃、Gさんは、〝おかしいな〟と思いました。そもそも、自分は自分で決めたルールに縛られてしまうことに悩んでいるのに、どうして日常的なことしか話題にならないのだろう。たまにカウンセラーの先生は、「強迫症状はどう？」と聞いてくれるけれど、それを話したからといってそこから話が進展しないのです。

「これは、強迫症の治療なんだろうか？」

Gさんは、カウンセラーや主治医に対して、少しずつ納得のいかない思いを抱えるようになりました。

強迫症の背景にあるもの

そんなある日のことです。父親がテレビで「大人の発達障害シリーズ」特集を見て、それがGさんによく似ている、というのです。父親が言うには、前回の特集内容は「強迫症になった発達障害をもつ成人女性」だったようです。出演していた女性は三〇代で、小さい頃から左右の歩幅を均等にそろえることに力を注いでいて、なかなかそれが「納得いくような」結果にならず、もう歩きたくなくなって、引きこもってしまったそうです。ゲストの専門家は「自閉スペクトラム症の二次障害」と呼んでいたそうです。二次障害とは、「自閉スペクトラム症からくる社会不適応が続くせいで、違う精神疾患になること」を指す用語ということです。Gさんは急いで「自閉スペクトラム症」についてインターネットで調べました。そうすると、自閉スペクトラム症の特性として「パターン化された行動を好む」「ものごとの手順が変わると混乱する」という文章が出てきました。これはまさしく自分だ、とGさんは思いました。ただ、そう思えるのですが、「自閉スペクトラム症」という名前がなんだか怖く感じられました。インターネットでは「脳機能の障害」「一生治らない病気」とも書かれています。Gさんは、やっと見つけたかもしれない自分の行動の原因となる病名に、驚き、絶望もしました。

次のカウンセリングと診察では、自分が自閉スペクトラム症ではないかということをカウンセラーや医師に伝えました。二人とも、同じような答えでした。「もしそうだとわかったところで、治るものでもない」

Gさんは「やっぱり治るものではないのだ」とあきらめて、そのまま今の治療を継続することにしました。

自閉スペクトラム症の二次障害の治療

Gさんはある日、「自閉スペクトラム症のある強迫症の治療を受けてみたい人を募集します」と書かれた研究所の広告を、通っているクリニックで見つけました。それは「臨床試験」というもので、無料で、二〇回ほどの心理療法を受けられるそうです。Gさんは、受けてみたいと思い、その研究所に連絡を取りました。すると、Gさんは自閉スペクトラム症の診断を受けていないため、必要なスクリーニング検査を受け、その研究所と連携している精神科医の診断が必要だと言われました。そこでGさんはいろいろな検査を受け、Gさんだけではなく、母親も長い時間をかけて面接を受けました。結果説明のときに、Gさんが受けた検査ではすべて基準値を上回って自閉スペクトラム症に当てはまるという結果がわかり、それも「重症レベル」だと説明されました。Gさんは不思議と、ほっとした気持ちになりました。説明をしてくれた医師は、こんなふうに言っていました。

「自閉スペクトラム症としては重症レベルですが、知的側面が高く、社会機能もある程度保たれているので、二次障害の強迫症の部分が弱まってくると、暮らしやすくなり、就業も可能になってくると思います」

Gさんと両親は、びっくりしてこう言いました。

「自閉スペクトラム症は治らないので、ずっと社会に出られないのではないでしょうか？」

医師は、こう答えました。

「自閉特性があっても、社会適応していれば、その診断名がつかないこともあります。逆に、自閉特性が弱くても、社会になじめない人もいます。つまり、重症度と社会適応度は必ずしも反比例でもないのです」

「そうなんですか！」

Gさんは驚きました。それなら、もしかしたら良くなる（社会適応できる）のではないか、という希望も湧きました。

その後、Gさんは臨床試験を受けられることになりました。その臨床試験では、認知行動療法というものを使った自閉スペクトラム症の心理教育と、二次障害への対処を考えるという内容でした。

スクリーニング検査を担当してくれた心理士が認知行動療法の担当者になりました。自閉スペクトラム症の心理教育の時間に、自閉スペクトラム症には繰り返しの行動を取ることで安心する人もいること、今後の見通しがなくて心理的負荷がかかると、より「しっくりくる」「ぴったりくる」行動をしたがること、などが説明されました。Gさんは心理士といっしょに、いつ強迫的な症状がひどくなったかを振り返りました。思春期以降にどんどんひどくなり、大学卒業直後が一番ひどかったことがわかりました。

「見通しのない環境によって心理的負荷がかかり、こういった強迫的行動を取ることで、満足感や安心感を得ていたんだと思います」

こんなふうに心理士は説明していました。Gさんは、たしかに、これまでの人生のなかで、つらくなると、こういったルールが強く出るなと思いました。

「この強迫的な行動自体が悪いわけではなく、上手にコントロールしていけば、あなたの人生の『強み』になるはずです。ですから『減らす』のではなく、『どうコントロールしながら続けていくか』について話し合いましょう。また、このような『固定した順序や行動へのこだわり』以外にも、あなたの特性をもっと理解して、その自閉特性をコントロールしていきましょう」

心理士の言うことを聞いていて、Gさんは、少し希望が湧く感じがしました。Gさんは、自閉スペクトラム症というものはコントロールできないものだと思っていましたが、どうやらそうではないようです。そして、心理士といっしょに、自分の自閉特性をまとめました。

Gさんの自閉特性について

対人関係の特徴

- 受け身的で、自分から人に関わらない
- 社交をしたがらず、また興味もない
- コミュニケーションが一方向的で、キャッチボールになりにくい

行動の繰り返しとこだわり

- 左右対称でなければ気がすまない（対称性へのこだわり）
- 「完全」でないと気がすまない（不満足でいることが苦手）
- 目に見えないものは見通しが立たないので、つねにルーティンであることにこだわる（常同性へのこだわり）
- 優先順位をつけられないため、生活のなかでは「自分にとってしっくりくること」が最優先になる

特性の強み

- ルーティンに飽きない
- 完璧主義なので、きちんと作業を行う

特性からくる生活上の問題

- 気がすむまで何度も物事を繰り返し、一日が強迫行為で終わってしまう
- 「ルーティン」にこだわるあまり、予定の変更を受け入れられない

・「自分にとってしっくりくること」を追求するあまり、生活ですべきこと（炊事、洗濯、掃除など）が一切できない

ここまでまとめて、心理士はこのように言いました。

「これらはGさんの性質ですから、『こだわり』の特性そのものは良くも悪くもなく、場合によっては『強み』にもなります。ただ、今の日常生活に悪影響を及ぼしているのは、『こだわり』の部分ですね。このこだわりがひどくなって、『強迫症』になっていったのだと思います。まずは、『気がすまない』ことを少しずつスルーできるような練習をしていきましょう。それらが少しコントロールできるようになったら、対人関係の問題のことを考えていきましょう。このように『特性に対応するための作戦を練る』ことが、解決の第一歩になります」

さらに、心理士は続けます。

「何度も言いますが、こだわりがあってもいいんです。でも、そのこだわりをコントロールできなくなると困りますから、ちょっとずつ修正しましょう。修正には、これまでのGさんの強みのルーティンを利用するのがいいと思います」

「ルーティンって、何を利用するんですか？」

Gさんは聞きました。まるで何の意味もないように思えたからです。

「たくさん利用できますよ。たとえば、『しっくりこない』と思ったとき、『しっくりこないまま、○○をする』というシナリオをつくるんです。これは、毎回同じものでも構いません。なぜなら、それがルーティンになるからです。そのルーティンは、いつでも、どこでもできる行動がいいと思います」

Gさんはその日のカウンセリングの帰りみち、さて、何がいいんだろう……と考えました。そこで、一番楽そうなのは、

「玄関のドアを四五度に開けていないような気がして、また開けなおす」

という行動を、

「ドアを四五度に開けていないような気がしても、そのままどんどんドアから遠ざかり、しっくりこない気持ちがあっても、そのまま家を出て、数を数えながら駅まで行って、駅の改札に入って、ホームまで行ってみる」

という行動に替えることでした。

計画を練るだけでいいと言われていましたが、つい好奇心が勝って、次の日、実行してみました。朝、玄関のドアを開けると、やはり「しっくりこない感じ」に襲われました。そのままかねてからの計画通り、歩きつづけました。前から

決めていたことなので、抵抗なく、駅までたどりつくことができました。すると、不思議なことに「しっくりこない感じ」はあまり残っていませんでした。

Gさんはコツをつかんだ気になりました。ほかにも、山ほどルールがあります。Gさんは、次のカウンセリングのときに、このことを報告しました。そこで心理士と話し合って、何分で「しっくりこない感じ」「気がすまない感じ」が消えるか、秒数を計って、メモを取ることにしました。これも、Gさんのルーティンへの強さの見せどころです。Gさんはしっかりとメモを取り、エクセルにまとめ、図表まで仕上げて、次のカウンセリングにもっていきました。面白いことに、玄関のドアのルールを変えると一分前後、食べ方のルールを変えると三〇秒ほど、来た道と帰り道が違う場合は二分三〇秒ほど、「しっくりこない感覚」が続きます。しかし、どれもこれも、想定よりもだいぶ短時間で収まるものでした。

このようにしてGさんは少しずつ、強迫症の症状が良くなっていきました。そうこうするうちに、臨床試験は終了になりました。担当心理士は、今後も継続してフォローができるように、そこの病院のカウンセリングに来ることもできます、と言いました。たしかにGさんは、強迫症が治っても、自分のほかの特性との付き合い方もどんどん身につけたいと思いました。

強迫行動をコントロールできるようになったGさんには、強迫行動の時間が減ったおかげで、たっぷり時間があります。Gさんはカウンセリングを続けながら、住んでいる地域の発達障害者支援センターに通うことになりました。まずは就労を目指すことになり、日々、就労のトレーニングを受けています。Gさんは、長い迷路からやっと抜け出せたと思えるようになりました。

Gさんは、今でもこっそりと、いくつかのルールをもっています。ルールは、コントロール可能な範囲で楽しんでいます。ルールに倣うことは今でも大好きで、ルールはもっていてもいいのだと安心しながら、ルールを楽しんでいます。

❖解　説

自閉スペクトラム症の反復的行動・常同行動

Gさんは、自閉スペクトラム症の「反復的行動」や「常同行動」がどんどんひどくなって、自分でもコントロールできなくなってしまいました。小さい子は、「ものを並べる」「何かを指ではじきつづける」など、おもちゃを反復的に使用したりします。大人になると、ルーティン行動に固執したりもします。こういった行動自体、害をもたらすものではないので、社会生活に支障がなければ、むしろ自閉スペクトラム症の方にとって、生活の楽しみのひとつです。しかしGさんのように、日常生活が妨げられるほどに固定化してしまうと、「強迫症」になってしまう場合もあります。そのときは、自閉スペクトラム症の「反復的行動」や「常同行動」があるのだと本人が自覚すること、そして、社会生活に支障のないレベルにまで強迫行動をコントロールしていくことが大切になってきます。

二次障害の治療

通常の強迫症の治療は、強迫行動を完全になくすことを目標にします。しかし自閉スペクトラム症の二次障害として強迫症がある場合は、すべての強迫行動をなくすのではなく、コントロール可能な範囲で「反復的行動」や「常同行動」をあえて続けるほうが、日常生活におけるストレス対処として機能することがあります。このように、自閉スペクトラム症がある場合とない場合とでは、治療目標やプロセスが異なることが多くあります。その人が精神症状を呈していた場合には、まず自閉スペクトラム症があるのかないのかを判定することが、治療方法が変わることもあるため、とても重要です。

［事例❹］
感情がコントロールできず
妻から離婚を切り出された五〇歳のHさん

せっかちで面倒くさがり屋のHさん

Hさんは働き盛りの五〇歳で、外資系企業に勤めるサラリーマンです。人一倍の努力家で残業も休日出勤もいとわず、英語も社内でネイティブ並みに使いこなすことができます。そのかいあってか、社内での成績はつねにトップクラスでした。多忙を極めるHさんの帰宅時間はいつも深夜です。Hさんは忙しさに自分の価値を認め、多忙であることにある種の充実感を覚えていました。

Hさんには二人の子どもと妻がいます。子どもたちは私立の高校と中学校にそれぞれ通っています。子どもは塾通いに忙しく、妻はそんな子どもたちを献身的にサポートしています。Hさんは家庭のことは妻に任せきっていました。仕事から帰宅するとたいてい妻は寝ているのですが、最近、妻が起きていることが多く、Hさんに中学生の次女の話をしてきます。どうやら次女が学校に行きたくないと言っており、ごはんを食べずに痩せてきているらしいのです。Hさんは疲れていて、ついつい「腹が減れば食うさ」「行きたくないなら行かなければいい」「金を払ってるんだから、そんなことは教師に言えよ。俺の金で教師らは食ってんだろう」と、つっけんどんに言ってしまいます。

想定外の問題

そんなことがしばらく続いたある日、中学生の次女が部屋から出てこなくなってしまったのです。Hさんは、最初はあまり気にしていませんでしたが、一カ月、二カ月と引きこもる次女に、だんだんとイライラしてきました。次女の私立中学の費用がいくらなのか、急いで調べました。ひと月の学費が五万円で、施設費を合わせて五万五〇〇〇円でした。さらに電車通学の定期代を合わせると、六万八〇〇〇円ほどになり、二カ月ですでに一二万以上のお金を無駄にしている計算になります。これがいつまで続くのだろうと思いました。Hさんは、妻をつかまえて「あいつはいつまともな生活に戻るんだ?」と、ついついなじってしまいます。妻が言うには、精神科に連れていったら、拒食症の疑いがあるから、医療的なケアは役に立たない、カウンセリングを受けるように、と言われたといいます。カウンセリングの料金を聞いてHさんは驚きました。一回一万円もして、それを毎週受けるそうなのです。すでに月六万八〇〇〇円の費用がかかっているうえに、さらに月に四万もかかるとなると、月に一〇万以上かけて、次女に食べ物の食べ方を教えて、学校へ行かせる方法を教えることになります。誰でもできるようなことを、一〇万以上もかけて教育するのかと思うと、Hさんは自分の稼いだお金を無駄遣いする次女に怒りを覚えました。さらに妻が追い打ちをかけるようなことを言います。カウンセリングは回数が決まっているのではなく、おそらく数十回以上はかかるというのです。

Hさんは我慢ができなくなりました。止める妻を振り払い、次女の部屋の前に立ち、ドアを開けようとします。鍵がかかっていて開かず、次女の名前を呼んでも、返事もありません。「一体なんのいやがらせなんだ！」。頭にカーっと血が上ったHさんは言いました。大工道具を持ってきて、乱暴に鍵をこじ開けました。そのため、ドアはほぼ壊れてしまいました。部屋に無理やり入ると、次女はベッドに座っており、生気のない顔でHさんを見つめています。

「お前はなんでお母さんのごはんも食べず、学校にも行かないんだ！」

「そういうのを、社会のゴミというんだ！」

「うちの家系には社会のゴミはいないぞ！　恥をかかせるな！」

「お前のせいで毎月一〇万以上のムダ金をはたく。そんなことは許さないぞ！」

Hさんは力の限り叫びました。後ろに妻が立って、何かHさんに言っていますが、まったく耳に入りません。次女は、呆れたような顔でHさんを見つめています。よくよく次女を見ると、ビックリするくらい痩せています。目はくぼみ、老人のように手足にしわができています。Hさんは少しひるみましたが、負けずにたたみかけました。

「今日はお母さんのごはんを食べるんだ！　いいな！」

そう言うと、Hさんは次女の腕を強引にひっぱり、リビングに連れていきました。次女に触れたのは数年ぶりですが、はっとするくらい細い腕でした。いったい、今までいろいろと贅沢をさせてやっているのに、次女は何が不満なのだろうと思うと、Hさんは悔しくて仕方がありません。次女は長女にもまして何不自由なく育ててきました。新築の広い家に住み、良い服を着せ、良いものを食べさせ、良い教育をさせてきたのに……と思うと、与えたものをドブに捨てるような態度を取りつづける次女に、強い怒りがこみあげてきます。

Hさんは食卓に次女を座らせ、用意してあった自分の夕食を無理やり食べさせました。次女は表情ひとつ変えず、言われるままにご飯を食べましたが、ずっと声も出さず涙を流していました。その間、Hさんは次女に「ぜんぶ食べろ！」「親に迷惑をかけるな！」「無駄金を使うな！」と叱りつづけていました。イライラは妻のほうにも向かいます。

「お前の育て方がおかしいんだ！　だから専業主婦はダメなんだ！」

「私立中学をやめていい！　丁稚奉公に出せ！　働けば腹は減る！」

「お前の実家のアホな遺伝子がこの子に移ったんだ。訴えるぞ!!」

Hさんは、思いつく限りの悪口雑言を妻に浴びせます。ですが、言えば言うほど、すっきりするどころか、怒りが増幅します。Hさんはその辺にあった皿を投げ、割ってしまいました。割ってしまった皿は、その昔、結婚祝いにもらったウェッジウッドの大皿でした。妻は何も言葉を発さないまま、しゃがみこんで割れた皿を片づけていました。その間、次女は機械的に食べ物を口に入れ、涙を流しつづけていました。

Hさんが失ったもの

次の日、会社からHさんが帰ったとき、家のなかは暗いままでした。何度「ただいま」と言っても、だれも返事をしません。Hさんはまた怒りがこみあげてきました。なんのいやがらせだっていうんだ……そんなふうにブツブツと言いながら、リビングの電気をつけました。

リビングの机に置いてあったのは、離婚届の紙でした。よく見ると、妻のサインと印鑑はすでに押してあります。Hさんは長女の部屋に行きました。長女の荷物がほとんどありません。次女の部屋にも行きました。同じく、荷物らしい荷物がありませんでした。Hさんは夫婦の寝室に行きました。クローゼットを開けると、妻の洋服だけがありませんでした。Hさんは慌てて妻の実家に電話をしましたが、だれも電話に出ません。Hさんは妻にたくさんメールのメッセージを送りましたが、まったく既読になりません。Hさんは不安とやるせなさで激高しました。警察署にも行きましたが、警察署では話を聞いてくれたものの、離婚届けが置いてある以上、事件性はないと言われてしまいました。八方ふさがりになったHさんは、それから一人で暮らし、会社に通いつづけました。あいつらは俺が養っているんだから、生活費がなければ、どうせ帰ってくるだろう。そんなふうに思っていました。

しばらく経ったある日、家庭裁判所から通知が来ました。内容は、妻がHさんに慰謝料を請求するというものでした。そこには「モラル・ハラスメント」と書いてありました。モラル・ハラスメントという言葉を知らなかったので、Hさんは慌ててインターネットで調べました。どうやら「精神的な暴力」という意味のようです。Hさんは目の前が真っ暗になりました。〝被害者はこっちだ〟そんなふうにHさんは思いました。好き勝手に自分の稼いだ金を無駄にして学校にも通わない子どもや、それを叱らない妻を憎らしく思いました。しかし、公的に訴えられたとなると、それが会社に知られたらクビになってしまうのかとか、昇進が妨げられるのかとか、気が気ではありません。そこでHさんは、弁護士に相談することに決めました。

弁護士には洗いざらい、今までのことを話しました。弁護士の先生は、Hさんの言動はDV（ドメスティック・バイオレンス）やモラル・ハラスメントに該当するため、反省して態度をあらためないと、裁判になったらとても不利であると言われました。Hさんはショックを受けました。

「ただ本当のことを自分は言ってきただけなのに、なぜDVと言われなければならないんだ」

「子どもや妻は夫の言うことを聞くものなのに、どうして……」

Ｈさんはとても不条理な思いを抱きました。しかし、こんなおかしなことで社会的制裁を受け、職を失っては困ります。弁護士に勧められるまま、Ｈさんは怒りのマネジメントのためのカウンセリングを受けることにしました。

自閉スペクトラム症かもしれない

通いはじめたカウンセリングセンターのカウンセラーにも、これまでの経緯を洗いざらい話しました。カウンセラーは、批判せずに一生懸命にＨさんの話を聞いてくれました。Ｈさんは、ＤＶはしてはいけないと説教されるのではないかと思っていたので、とても拍子抜けしました。そして一生懸命聞いてくれる人がいることに安心感も覚えました。同時に、次女がカウンセリングに通うお金はもったいないと思ったのに、自分に使うカウンセリング代は、なぜ何の抵抗もないのだろう……と不思議に思いました。

何度かカウンセリングに通ううちに、カウンセラーから、「アセスメントのまとめ」として、こんな話をされました。

「Ｈさんにはおそらく発達特性として『自閉スペクトラム症』や、『ＡＤＨＤ』というものがあると思います。これは病気の名前としても使われますが、Ｈさんの場合、病気には該当しないので、単に『タイプ』のようなものだと思ってください。『自閉スペクトラム症』とは何かというと、『自分のペースを保ちたい気持ちが人一倍強く、不満などの感情をコントロールするのが苦手で、こだわりが強いので、周囲か自分が困っている』という特徴があります。Ｈさんは悪気なくＤＶを奥さんにしてしまっているようですが、その背景にはこの特徴があると思うのです。私はＨさんが最悪の人間だとかそういうふうには思いま

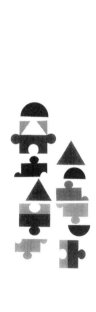

せん。ただ、この『自閉スペクトラム症』に無自覚な場合、知らぬ間に加害者になってしまうこともあるので、お伝えしました」

Hさんは驚きました。その日の帰り、『自閉スペクトラム症』という本を買って帰り、熱心に読みました。子どもの頃から癇癪もち、感情のコントロールが効かない、頑固、自分の側からしか物事を考えられない……すべてが当てはまります。さらに、夫が自閉スペクトラム症で妻が困ってしまう状態のことを「カサンドラ症候群」というのだそうです。もしかしたら妻もこういう状態だったのかな……と、すでに怒りがおさまったHさんは、しみじみ思うようになりました。

Hさんはカウンセリングに通いつづけ、自分の自閉特性が今回の問題をどのように引き起こしたのかを、ゆっくりと理解するようになりました。たとえば、自分は他者の心情や状況に疎く、どうしても自分の立場でしか物事を考えられないことがあると。五〇代にして初めて知ることができました。

ある日のこと、担当カウンセラーからこのような話をされました。

「共感性というのは他者にだけメリットがあるものではなくて、自分にもメリットがあるんです。たとえば、納得できない意見を他の人から言われたとしても、

『ああこの人はこういう考え方をするのか』ということが腑に落ちれば、納得できないことから距離を取ることができます。ですが、Hさんのようなタイプの方だと、『なんで⁉　なんでそういうことを考えるんだ！　信じられない‼』と納得できない気持ちが続き、自分に負荷がかかることがあると思います。ですから、その特性が見えてないと、それはしんどいと思いますよ。さらにHさんには強いこだわりがあるので、人に合わせることがあまり得意ではないですよね。そのため、自分の思う通りではないと、本当につらい気持ちになるでしょうね」

こんなふうに言われたHさんは、〝なるほど、だから自分は他人のふるまいに不満をもちやすく、いつもイライラするのか〟と納得しました。

Hさんが家庭裁判所に出向く日は近づいています。Hさんはとにかく家庭裁判所に出向き、これまで自分を振り返って気づいたことを述べ、家族には、自分が怒りをコントロールできなかったことで傷つけてしまったことを、謝罪しようと思うようになりました。

❖解　説

自閉スペクトラム症とハラスメント

いわゆるハラスメントの問題をもつ人の背景に、自閉スペクトラム症があることは少なくありません。本人は悪気なく「本当のことを言っただけだ」と思っていても、他者からはどう見えるのかがわからないという自閉特性があったり、イライラや怒りの感情のコントロールが苦手であったりすると、時と場合によっては、ハラスメントの問題に抵触してしまうことがあります。このようなタイプの自閉スペクトラム症の方は、自分の自閉特性によって困っているという自覚がないため、なかなか受診に結びつきにくいのが実情です。しかし、一歩引いて考えると、怒りや不満などの感情の問題からくる対人トラブルは、本人にとっても人生の大きな損益となりうるものです。この事例のHさんは、妻に離婚届けを突き出されたのがきっかけで、自分の自閉特性に気づくことができ、自分の対人関係を振り返ることができました。そして、自分の言動が他人に対してもつ意味にも、少しずつですが、気づくことができてきています。

まずは自閉スペクトラム症の存在に気づくことから

自閉特性に「気づく」ことと「コントロールする」ことの間には大きな隔たりがあり、Hさんはまだスタート地点に立ったばかりです。しかし、まず自閉特性を受け入れ、理解することから、コントロールが始まります。Hさんのように、自分は無自覚で周囲が困るようなタイプの方には、受診の動機がそもそもなく、医療機関へつなぐということは難しいことが多いでしょう。

ですから、本人が自閉特性の存在や、それに自分が振り回されている実情に気づくことが大切です。家族や周囲の人は、本人が落ち着いているときに、その特性についておだやかに話し合える機会をもてるといいでしょう。

コラム❹

ＡＳＤにとって遠くて近い、おとなのＡＤＨＤとは？

――金澤潤一郎

ＡＳＤの六八・一％はＡＤＨＤを併存するという研究もあり（Magnúsdóttir et al., 2016）、ＡＤＨＤはＡＳＤの方にとっても、実は身近な存在ではないでしょうか。そこでこのコラムでは、おとなのＡＤＨＤの特徴について記していきます。

ＡＤＨＤの方が成人するにつれて、外からわかるような多動性や衝動性は次第に落ち着いてきます。しかし、「脳内の多動性」など、落ち着かない感じは残ることがあります。また、生活するうえで最も困るのは不注意症状です。つまりスケジュール管理の問題、先延ばしにしたり取りかかることができないなど、優先順位の問題です。これは、成人するにつれてＡＤＨＤ特性が変化することだけでなく、おとなになると社会のなかで求められることが高度になり、学生の頃のように、先生や親が不注意症状を補ってくれたり、許してくれたりしなくなることも影響します。

おとなのＡＤＨＤのその他の特徴を以下に示します。第一の特徴は、「指示や強制されるとやる気が起きない」ことです。ＡＤＨＤ傾向が強い方には、「理由はともかく、とにかくこれをやっておいて」のような指示の仕方ではやる気が起きません。したがって、やってほしいことや、本人がやるべきことをいかに楽しいと感じてもらえるか、いかに本人にとって意味があるかなどを説明する必要があります。「楽しい！　役に立つ！」と一度感じてくれたら、おとなのＡＤＨＤの方は自発的にどんどん行動してくれます。

第二の特徴は、「端からの見え方と実際の中身や、実行できる力にギャップがある」ことです。知的に問題がなければ、おとなのＡＤＨＤの方は仕事面でも発想力が豊かで、行動が早く、性格的にはあっさりしていて人当たりが良い方が多いです。しかし実際には、仕事の締め切りを守ることが苦手であったり、心理的に負担感がある仕事に取りかかることが苦手であったり、八割ほど仕上げると満足してしまったり（疑似成功感と呼びます）することがあります。つまり、「できそうで、できない」状態になってしまうのです。また、周囲からは明るく見えますが、よくよく話を聞くと、落ち込んでいたり、イライラしていたり、ストレスが溜まりすぎて、とてもつらくなっていることがあります。このようにギャップがあることで周囲から理解を得られにくいこともありますし、本人が自責の念に駆られることもあります。

　第三の特徴は、睡眠、食生活、片づけられない特性からくる「ゴミ屋敷」状態、アルコール依存やインターネット依存、うつや不安といった精神的な問題など、ＡＤＨＤ以外の二次的な問題も抱えやすいことです。それらの二次的な問題で病院を受診して、知的に問題がなく学業成績が問題なかったために診断はつかなかったものの、実はＡＤＨＤが根本的な問題だったという方も少なくありません。

　おとなのＡＤＨＤとＡＳＤは特徴が異なります。しかし併存する方も多く、周囲にＡＤＨＤ傾向が強い方はいらっしゃるでしょう。おとなのＡＤＨＤの理解も深まることは、ＡＳＤの方にとっても役立つことではないでしょうか。

†参考文献

Magnúsdóttir, K. et al. (2016) The impact of attention deficit/hyperactivity disorder on adaptive functioning in children diagnosed late with autism spectrum disorder : A comparative analysis. Research in Autism Disorders 23 ; 28-35.

第5章

当事者の声
自閉スペクトラム症とどう付き合い、どのように回復していくか

大島郁葉

ここでは、筆者が実際に関わった、おとなの自閉スペクトラム症の二名の方による手記を紹介したいと思います。二名の方ともに、幼少期から強い不適応感をもっていましたが、おとなになるまで診断される機会はありませんでした。診断されたときには、すでにいろいろな二次障害をもっていて、心理療法をスタートしました。その後、薬物療法も経て、自身の特性を理解しながら、ゆっくりと社会適応を果たしていきました[†1]。

Kさん(三〇代女性)

Kさんと会ったのは一〇年以上前です。当時は大学生で、ほとんど引きこもりの状態でした。カウンセリングを開始したのちに、自閉スペクトラム症が疑われたため、医療機関にて診断を受けました。当時は「自閉スペクトラム症」という言葉ではなく、「アスペルガー症候群」という診断名でした。診断名を聞いたときのKさんとご家族は、「アスペルガー症候群」という診断名に強い抵抗を示しておられ、私も当時は自閉スペクトラム症に対する知識が浅く、どうすればその特性を理解してもらえるのか、試行錯誤しながらさまざまなワークや

†1 書籍化にあたり、個人情報や実際に受けた心理療法名を割愛するなどの改変を加えてあります。

対話を重ねていきました。Kさんは数年の治療期間を経てゆっくりと回復し、社会復帰を果たしました。今ではフォローアップで年に一回お会いするかしないかですが、とても楽しそうに毎日を送っています。

＊

「自閉スペクトラム症」という診断を受けて「自閉スペクトラム症の自分はでき損ないの落ちこぼれだ。自閉スペクトラム症である限り幸せに生きるなんて無理だ」と絶望的な気持ちになりました。「(自閉スペクトラム症があっても)幸せに暮らせる」と人から言われても「綺麗ごとを言うな」という気持ちでいっぱいでした。自閉スペクトラム症の診断を受けて、コンプレックスの塊のような人間になってしまいました。

自閉スペクトラム症であることは受け入れられませんでしたが、生きづらさを抱えていたためカウンセリングには通っていました。自分自身の自閉特性について知り、カウンセリングを行っていくにつれて、楽に生きられるようになってきたと気づきました。また、日々のなかで楽しいと感じられることも少しずつ増えていきました。そのなかで自閉スペクトラム症であることを受け入れはじめ、つらいときには自閉スペクトラム症であることを否定して、また受け入れて……ということの繰り返しでした。

現在は生きづらさからは回復して社会復帰し、病院勤務をしています。患者さんやそのご家族、病院のスタッフなどたくさんの人たちとコミュニケーションを取る仕事であり、仕事量も多いです。たしかに初めの頃は人より苦労したこともたくさんありましたが、カウンセラーの先生や家族、職場の人たちに相談しながら、問題を一つずつ解決していきました。それを続けていくなかで、初めてのことも自分一人で解決できるようになりました。応用力がついたことに、自分自身、とても驚いています。

自閉スペクトラム症と一緒に生きることには、ちょっとしたコツが必要です。まず自分の自閉特性を知り、良い方向に生かしてあげることです。たとえば私には「執着する」という特性があります。悪い方向に働けば、体形を気にして無理なダイエットをしたり、嫌いな人の言動を過度に気にしてしまうようになります。反対に良い方向に生かしてあげると、仕事上の問題を解決できる、専門分野を突き詰めることができるという長所になります。

「マイペース」という自閉特性も良い方向に生かし、「周りからどう思われても自分は自分」と、生きる強さを身に付けることができました。自閉スペクトラム症の特性が悪いのではありません。その特性が悪い方向に働いてしまうときに修正できればいいだけです。特性が悪い方向に働いてしまうときにはそのことに気づき、別のことに意識を向けるなどの対処をしています。今では簡単に対処できるようになりました。

二つ目のコツは、自分の苦手なことを知るということです。それは苦手分野から逃げるということではなく、自分のやりやすい方法で問題に対処できるようにするためです。私は音がする環境では集中して物事に取り組めません。そのため集中したいときには静かな環境で行い、どうしてもできないときは耳栓をするようにしています。仕事もはかどりますし、その分のエネルギーを別のことに費やすことができます。

世間話も苦手です。人のプライベートにはほとんど興味がないうえ、答えの出ない会話を続けることにあまり意味を見出せないのです。そんなときは笑顔で数回言葉を交わし、あとは自然と席を外すようにして、一人でいられる時間を確保しています。幸いにも周りからはコミュニケーションが下手とは思われていないようです。余計なことはしゃべらないため、口が堅いといろいろな人から信頼していただき、大切な友人も増えました。

診断を受けて一〇年目の現在、ようやく自閉スペクトラム症である自分を受け入れられています。しぶしぶではなく、自分が好きだという気持ちが根底にあります。生きていることがとても楽しく幸せだと感じています。「自閉スペクトラム症とは個性だ」という言葉の本当の意味がわかりました。

Mさん（二〇代男性）

Mさんはカウンセリング開始時、極度の社交不安や、他者に攻撃されるのではないかという被害感がありました。治療を終えた今は、落ち着いて、暮らしを楽しめているようです。Mさんは、幼少期から自閉スペクトラム症の特徴が顕著でしたが、親御さんは、Mさんが自閉スペクトラム症をもっているということを認めてくれませんでした。そのためMさんは、長年にわたりサポートのないなかで、生きづらさを抱えて苦しんだ体験があります。実際にMさんのみならず、成人期になると、親御さんがわが子の自閉スペクトラム症を長年にわたり認めないという事例も見られます（むしろその結果として成人期まで未診断が続いてしまうとも言えます）。

＊

治療前の様子

心理療法を受ける前の自分は、必要最低限の学校生活はできていたものの、内心は強い対人恐怖、社会に対する疎外感とそこから来る将来への不安、過去の出来事に対する罪悪感に悩まされ、あらゆる意欲が失われている状態にあった。このような状態になった理由として、「親の過剰なしつけ」がある。幼少期の私の自閉スペクトラム症からくる行動を、親は解説もなく「おかしい」と言い、暴力を振るうことで抑制しようとした。それでその行動を起こさなくはなったものの、あらゆる対人状況を恐怖するようになり、しまいには「駅のホームに立っているだけで誰かに突き落とされるのではないか」というくらいの恐怖を抱くようになっていた。このような「親のフォローのなさ」により、何か問題があるたびに「自分が悪い」と考えるようになっていた。普通の人なら「先生の教え方が悪い」と思うような劣悪な授業でも、「自分の努力が足りなかった」と考えて無能感を強めた。小学校のとき、売られた喧嘩を買った結果、相手に大けがをさせてしまったときも、親のフォロー（なぜそうしたのか、本当はどうしたかったのかという解説）がなかった結果、「相手に暴力を振るった」という事実だけが残り、罪悪感はもちろん「自分は危険人物なのではないか」「社会に存在を許されないのではないか」という疎外感につながり、自身のことを本気で「根本的に欠陥のある異常な人物」であるとさえ考えるようになっていた。

「異常な自分」を見られることを恐れて誰にも相談できず、一人で悩むうちにますます自己イメージがネガティブなものになっていった。そのようなときに私が出会うことができたのが心理療法である。

治療中の様子

この心理療法で最初に行ったのは「日常で感じた恐れを書き留めてくる」ことであった。治療初期の自分は「変わった行動を少しでも表出したら、仲間全員からのけ者にされるのではないか」とか「通りすがりの人から攻撃されるのではないか」というような極端な恐れを抱いていたが、これらをセラピストと共に客観的に見つめることで、今までの自分の認知がいかに歪んでいたか認識できた。また、自閉特性によって他者の思考が読みづらいため、「結果の見えない状況に対して深刻に考えすぎてしまう」という自分の傾向についても理解することができた。

次に書き留めてきた恐れから、自分のなかにどのような状態にあるのかを整理していった。私のなかで特に強かったのは「自分をしかりつける状態」や「さまざまなことにおびえすぎる状態」であり、それぞれ恐怖心を利用した親の過剰なしつけや、幼少期に訳のわからないまま孤立した経験によって作られたものであった。

最後に行ったのは「自分を保護してくれる大人の状態」を心のなかに作り、「自分をしかりつける状態」の自分を抑えたり、「さまざまなことにおびえすぎる状態」の自分を安心させることであった。今までの人生のなかでもちえなかった「自分を保護してくれる大人の状態」は、私にとって不自然極まりないもので、最初は「こんなに自信があって大丈夫なんだろうか」とさえ思っていた。しかし「自分を保護してくれる大人の状態」と共に過ごすうちに「自分をしかりつける状態」により「おかしいと思われるかもしれない」と思って表出しなかった行動ができるようになり、より自然なコミュニケーションができるようになった。また誰かの役に立てたとき、研究の成果が出たときなどは「さまざまなことにおびえすぎる状態」による「こうしないと迫害されるから」ではなく、素直に「自分は必要とされている」と感じられるようになるなど、抑圧されていた自然な感情を取り戻すことができた（ただし抑え込んでいた怒りまで解放してしまい、一度親と大喧嘩したことも付け加えておく。もっともこの喧嘩の原因は親にあり、私も「やっと正当な抗議ができた」とスッキリしているのだが）。

現在の自己イメージ

心のなかに「自分を保護してくれる大人の状態」が存在することで、より周囲の人に貢献できるようになり、自分の良いところにも目を向けられるようになった。それに伴って人との関わりの楽しさや、自尊感情というものも高まっているように感じている。

今では私は自分のことを、欠点はあるものの得意分野に限っては絶大な能力を発揮しうる存在で、「社会での需要はどこかに必ずある」と感じている。たしかに今でも対人関係は苦手で営業業務などはまるでできる気がしないが、多少不得意な分野があったところで「自閉スペクトラム症だから生きていけない」とは考えていない。自閉スペクトラム症の傾向のある偉人はたくさんおり、むしろ自閉スペクトラム症であったからこそ栄光をつかむことができたと私は考えている。特定の分野に対する集中力、熱意、粘り強さは、これからの社会でも必要とされる強みであり、定型発達者にはもちえないものである。

自閉スペクトラム症をもつ子どもたちへ

学校は窮屈なところである。学校行事やクラブなどで一人にしてくれず、見た目が普通なのに変わった行動をする我々を、周囲の子どもは容赦なくいじめ

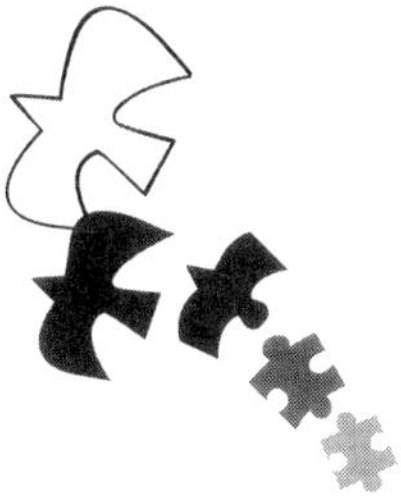

たりおもちゃにしたりするだろう。そんななかで、あなたが人生に対し熱意と意欲を失ったとしても何もおかしくはない。学校に通うことが義務だということのほうが異常である。

もしあなたが人生に絶望し、何をしたらいいかわからない状態にあるなら、寝食を忘れるくらい熱中できるものを見つけることだ。あなたのひとつのものに対する異常なまでの偏執性と単純な努力の積み重ね、クオリティに対するこだわりは、定型発達者には決してまねできないものである。私の場合、それは工芸作品を作ることであった。幸運にも私の場合は自閉特性を生かし、全身全霊で取り組んだ作品を海外のウェブサイトで公開した結果、世界中の芸術家たちが評価してくれるという出来事があった。このような実績があると「他者が何を言おうとも、私は私だ」という強い芯をもつことができる。以前は親が私のマナーを指摘するたびに私の精神は大きく揺らいでいたのだが、今となっては受け流すことができるようになった。

私が作品を公開したことで学んだのは、世の中にはたくさんの人間がおり、そのうちの数人との関係をいつまでも気に病んでも仕方がないということだ。私の作品に対して一流の芸術家が肯定的なコメントをくれた上に返信も丁寧にしてくれるということもあれば、作品は素晴らしいのだが「自分のファンクラブに入れ」と言ってくるような者もいるし、子どもなのか反応に困るコメントをしてくる者もいる。

世の中にはさまざまなタイプの人間がおり、あなたはそのなかでダメだと思った人間と共にではなく、「自分を保護してくれる大人の状態」の原型となるような、自己肯定感がきちんとあり、周囲にもそれを分け与えることのできる人間と共に生きるべきだ。あなたが世界に否定されていると感じるとしたら、最初の数名、つまりあなたの親があなたを否定するような人間だということにほかならないが、「親がダメだから私の人生はダメだ」ということは決してない。今からでも「自分を保護してくれる大人の状態」を作り、自分の良いところに気づけるようになれば、予想もつかないほど波乱万丈で楽しい人生が開けてくるはずである。

編者あとがき

自閉スペクトラム症とともに生きる —— 大島郁葉

本書では、思春期以降に自閉スペクトラム症と診断されたり、自閉スペクトラム症の存在に気づいたりした人々が、どのようなプロセスを経て自分の自閉特性を理解していくか、ということに焦点を当てて、事例を通して解説を行いました。

自閉スペクトラム症の人は大人になるにしたがって、自分の自閉特性への理解が大事になります。なぜなら、小さい頃と違って、セルフケアをしていかなければならないからです。例えば合理的配慮を求めるためにも、自分自身がもつ自閉特性の理解し、他者に伝えるスキルが必要になります。

私たちは生物学的・心理的・社会的な影響を日々受けながら暮らしています。

自閉スペクトラムは、第1章でもお伝えしたように、「自閉特性」と「環境」との兼ね合いで、自閉スペクトラム「症（生活上の困りごとが増えている状態）」となります。幼少期はまだ自閉特性がストレートに出ることが多くありますが、少なくとも思春期以降は、さまざまな心理的メカニズムを経て、複雑なパーソナリティとして特性が脚色されていきます。そのため、同じ特性をもっていても、生活を送る環境によって、その特性が強みとなるのか弱みとなるのかが変わってきます。そのため、自閉スペクトラム症をもつ本人や周囲は、その人の「自閉特性」と「環境」の両方を理解し、どのような支援が良いかを考えることがとても大切なのです。

本書を通して書いてきたことの繰り返しになりますが、自閉特性は、その環境によっては困ることもありますが、その人の「強み」にもなる部分です。したがって、自閉特性を減らしたりなくそうとしたりする必要はありません。

療育の現場では、「より定型発達の人がするようなふるまいやコミュニケーション」を身につける練習をしていくことがあります。そのなかの代表的なものが「ソーシャルスキル訓練」です。文字通り「スキル」として身につけておくと、社会適応においては有効な工夫になるでしょう。しかし、こういったスキルはあくまで「工夫」であって、近眼の人が眼鏡をかけることと一緒です。つまり、定型発達の人になるための訓練ではありません。

時々、ずっと療育を受けてきた自閉スペクトラム症のお子さんをもつご家族が「もっとこだわりを減らして、広く浅く興味をもってほしい」「目をいつも合わせてほしい」などと、自閉特性そのものを否定するかのようなコメントをされる場合があります。しかし、このような考え方は、あまり意味がなく、そして現実的ではありません。自閉スペクトラム症のお子さんにとっても、自分の中核的な自閉特性を否定されることは、とても悲しくつらいことでしょう。こういった親御さんの（親御さんのための）強い願いが高じると、毎日のように子どものことを目の前で否定し、非難を続けるといった、不適切な養育にもつながりかねません。このような不適切な養育は、子どもの成長過程において、自己否定、劣等感、対人不安、不安定さなど、さまざまな悪影響を及ぼします。

先ほどの例で言えば、「こだわり」は社会適応を障害しなければ、持っていたほうが楽しいとも言えますし、「目が合わない」ことも、それがご本人や周囲が困っていないのであれば、問題がない行動と言えるでしょう。本人の困り感へとつながる自閉特性への対処やそのための工夫は必要です。しかし、本人の自閉特性そのものは、ユニークで、場合によっては強みとなる本人の長所です。つまり、自閉特性は減らすのではなく、うまく付き合えるようなスキルを身につけることが、何よりも大切なのです。

私たちは、このようなことを実際の臨床場面で繰り返し患者さんの家族や患者さん自身に言いながら、支援を行っています。自閉特性を理解して、うまく付き合えるようになるのには、時間がかかります。しかし、多くの方はとても努力家で（この粘り強さも、自閉特性の「強み」と言えます）、自閉スペクトラム症とともに生きていく工夫をしています。その点においては、自閉スペクトラム症は「疾病」ではありますが、うまくつきあえるようになることで、「あまり困らない」ものになっていくと思います。

本書があなたにとって、またあなたの身近な、そして大切な方の理解の一助となれば幸いです。

最後に、ご多忙の極みにもかかわらず、素晴らしい推薦文をお書き頂きました信州大学の本田秀夫先生に、心から感謝の意をここでお伝えしたいと思います。ありがとうございました。

あとがき

大人になってから自閉スペクトラム症の診断を受けた人たちに向けて、本を一緒に作ってみませんか。

今から三年前、大島郁葉先生からこのように声をかけられて、本書の執筆が始まりました。この本には、自閉スペクトラム症の「診断」とおだやかに向き合い、そして安心してもらえるようにという思いが込められています。

大人になってから自閉スペクトラム症の診断を受ける方は、幼い頃から、まわりとの違和感をもちながらも、まわりに合わせようと努力し、まわりから求められることに応えようと懸命に生きてこられた方たちです。これまでも十分頑張ってこられた方たちが、診断を受けることで、さらに辛い思いするなど、絶対にあってほしくありません。自閉スペクトラム症という診断を通じて、これまで気がつかなかった新しい自分を見つけてほしいと思っています。

一般的に言われている自閉スペクトラム症の特徴は、自分にどの程度当てはまりますか？　本やインターネットに書かれている自閉スペクトラム症の特徴のすべてが、自分にぴたりと当てはまるという人はあまりいないでしょう。多くの人は、ある特徴は当てはまるけれど、ある特徴は当てはまらないと感じると思います。特に、大人になってから診断を受ける方の場合、幼いときは自閉スペクトラム症の特徴が目立ちにくいため、自閉スペクトラム症の幼少期の特徴を知っても、ピンと来ない人が多いでしょう。実際、わたしがこれまでお会いした自閉スペクトラム症の人のなかで、細かなところまですべて同じ特性をもっている人は一人もいませんでした。どんな特性をもっているか、その特性の濃さは一人ひとり違います。同じ診断であっても、それぞれの人がもつ特性は唯一無二です。逆を言えば、診断だけではその人を理解することはできないのです。

診断は自分を理解する最初の一歩です。診断を手がかりに、自分の特性について掘り下げてほしいと思います。わたしたち専門家の役割は、その人がもつ自閉特性を共に理解し、そこから強みを見つけ、自分らしく生きるお手伝いをさせていただくことだと思います。本書が、その最初の一歩を踏み出す助けになれば幸いです。

本書の出版に至るまで、多くの方にご協力をいただきました。当事者の立場から、思いを言葉にしてくださったお二人に心から感謝いたします。また、本の企画において貴重なアイディアをくださった大阪大学の吉崎亜里香先生、山本知加先生に感謝いたします。コラムを担当してくださった椎名明大先生、松澤大輔先生、白石真生先生、金澤潤一郎先生には、本書における重要な用語を、わかりやすくまとめていただきました。本当にありがとうございました。最後に、企画から出版まで、忍耐強く、そして丁寧にサポートしてくださった本書編集担当の藤井裕二さんと金剛出版の皆さまに心よりお礼申し上げます。

二〇一九年六月

鈴木香苗

編者略歴

大島郁葉｜おおしま・ふみよ

臨床心理士、医学博士。千葉大学子どものこころの発達教育研究センター／大阪大学大学院連合小児発達学研究科講師。

主著　『認知行動療法を身につける――グループとセルフヘルプのためのCBTトレーニングブック』（共著、金剛出版、2011）、『認知行動療法を提供する――クライエントとともに歩む実践家のためのガイドブック』（共著、金剛出版、2015）ほか。

著者略歴

鈴木香苗｜すずき・かなえ

臨床心理士、小児発達学博士、日本学術振興会特別研究員RPD、浜松医科大学児童青年期精神医学講座。

主著　『楽しい毎日を送るためのスキル――発達障害のある子のステップアップ・トレーニング』（分担執筆、日本評論社、2012）、『子どものこころの医学』（分担執筆、金芳堂、2014）、『浜松医大流エビデンスに基づく精神療法実践集』（分担執筆、金芳堂、2015）。

コラム執筆者一覧

椎名明大
千葉大学社会精神保健教育研究センター　［コラム①］

松澤大輔
株式会社ライデック（発達特性研究所）／新津田沼メンタルクリニック／千葉大学子どものこころの発達教育研究センター　［コラム②］

白石真生
神戸女学院大学　［コラム③］

金澤潤一郎
北海道医療大学心理科学部　［コラム④］

事例《じれい》でわかる
思春期《ししゅんき》・おとなの自閉《じへい》スペクトラム症《しょう》
当事者《とうじしゃ》・家族《かぞく》の自己理解《じこりかい》ガイド

２０１９年７月30日　初刷
２０２３年６月10日　４刷

編者――――大島郁葉
著者――――大島郁葉
　　　　　鈴木香苗

発行者――――立石正信
発行所――――株式会社　金剛出版
〒１１２-０００５
東京都文京区水道１-５-16
電話　０３-３８１５-６６６１
振替　００１２０-６-３４８４８

装丁・本文イラスト◉山崎早苗（株式会社ＦＵＭＵＦ）　本文組版◉石倉康次
印刷・製本◉シナノ印刷

Printed in Japan©2019
ISBN978-4-7724-1708-2 C3011